섬망 관리지침

섬망 관리지침

임상 현장에서 필요한
섬망 관리 가이드

염찬우, 함봉진 지음

MANAGEMENT of DELIRIUM

圖書出版 하나醫學社

목차

서문

섬망은 중증 신체질환에 흔히 동반되는 신경정신과적 합병증이다. 섬망은 수면장애, 행동문제 등 정신행동증상을 동반할 뿐 아니라 신체질환의 회복과 예후에도 부정적인 영향을 미친다. 섬망의 발생위험을 최소화하고 섬망을 조기에 발견하여 조절하기 위한 노력이 필요하다.

신체질환을 담당하고 있는 의사의 경우 섬망을 평가하고 조절하는 데 어려움이 있을 수 있고, 자문정신의학 전문의 협진을 받을 수 없는 환경에 있을 수도 있다. 섬망은 다양한 질환의 환자군에서 발생하고 발생요인이 복잡하며 발현양상도 다양하기 때문에, 근거 수준이 높은 연구결과가 많지 않고 섬망 관련 가이드라인에도 실제 임상에서 필요한 세부적인 사항이 부족하다.

저자들은 섬망 환자의 진료 경험이 많은 자문정신의학 전문의들과 관련 전문가들로 '전문가위원회'를 구성하고, 임상 현장에서 필요한 세부적 사항에 대한 전문가위원회의 의견을 포함하는 섬망 관리지침을 개발하였다. 본 지침이 의료진이 임상 현장에서 섬망을 관리하는 데 도움이 되고 환자와 가족들의 고통을 줄여주는 데 기여하기를 희망한다.

염찬우, 함봉진

I

개관

섬망은 과거에 급성혼동상태(acute confusional state) 혹은 독성 대사성 뇌병증(toxic metabolic encephalopathy)으로 불렸던 증후군으로 여러 병인이 복합되어 최종적으로 발생하는 급성뇌부전(acute brain failure)이라고 할 수 있다. 섬망은 주의력과 의식수준이 갑자기 저하되고 그 정도가 하루 중에도 변화하는 특징을 가지며, 이에 더하여 수면-각성주기의 변화(밤낮이 뒤바뀜), 환각, 착각, 부적절하거나 위험한 행동, 불안, 초조 등의 다양한 정신행동 증상이 나타날 수 있다.

섬망은 노인 입원환자의 경우 내 · 외과적 질환에 동반하여 흔히 발생한다. 내과에 입원한 노인환자의 1/3이 섬망을 경험하며, 대수술(major surgery)을 받은 환자의 15~25%에서 섬망이 발생하는 것으로 나타났다. 특히 완화의료를 받고 있는 환자의 경우 13~88%에서 섬망이 발생하며, 임종을 수일에서 수 시간 앞둔 암환자의 85~90%가 섬망을 겪는 것으로 보고되고 있다. 그러나, 임상에서는 섬망 환자의 12~35%만 진단되고 있는 것으로 알려져 있다.

섬망은 환자의 예후에 부정적인 영향을 미치며, 환자와 환자의 가족, 간병인, 의료진에게 격심한 디스트레스를 겪게 한다. 환자에게 섬망이 동반될 경우, 폐렴, 요로감염, 낙상 등 내 · 외과적 합병증의 발생위험이 증가하며 입원 기간이 연장되고 퇴원 후 요양병원이나 요양원을 이용하게 될 위험이 높아진다. 또한, 섬망을 겪는 환자들은 과활동형과 저활동형 섬망에 관계없이 모두 매우 고통스러운 수준의 디스트레스를 경험하는 것으로 알려져 있으며, 그의 가족과 간병인, 간호진 역시 환자의 섬망으로 인하여 매우 고통스러운 수준의 디스트레스를 느끼는 것으로 보고하였다.

본 저자들은 섬망의 선별과 치료를 포함한 전반적인 관리에 관하여 기존의 연구결과들과 '섬망 관리지침 개발 전문가위원회'를 통해 합의된 내용들을 『섬망 관리지침』에 담아 전달하고자 한다. 본 지침의 내용은 국외에서 발표된 가이드라인들과 근거 수준이 높은 연구결과들을 토대로 하였으며, Shekelle 등이 제안한 [Category of Evidence and Strength of Recommendation]의 기준(〈표 1〉 참고)에 맞추어 권고를 제시하였다. 또한, 현재까지 발표된 자료들만으로 임상현장에서 환자의 진료에 적용하기 부족한 사항들은 섬망의 진료와 연구에 경험이 많은 전문가들로 구성된 '섬망 관리지침 개발 전문가위원회'의 '전문가위원회 의견(expert panel opinion)'으로 보완하였다. '전문가위원회 의견(expert panel opinion)'으로 결정된 사항들은 제목이나 문장의 말미에 * 표시를 덧붙여 전문가위원회의 의견임을 명기하였다.

〈표 1〉 문헌의 근거 수준과 그에 따른 권고등급

Category of evidence	
evidence from meta-analysis of randomised controlled trials	Ia
evidence from at least one randomised controlled trial	Ib
evidence from at lease one controlled study without randomisation	IIa
evidence from at lease one other type of quasi-experimental study	IIb
evidence from non-experimental descriptive studies, such as comparative studies, correlation studies, and case-control studies	III
evidence from expert committee reports or opinions or clinical experience of respected authorities, or both	IV

Strength of recommendation	
directly based on category I evidence	A
directly based on category II evidence or extrapolated recommendation from category I evidence	B
directly based on category III evidence or extrapolated recommendation from category I or II evidence	C
directly based on category IV evidence or extrapolated recommendation from category I, II or III evidence	D

II

섬망의 임상양상

섬망에는 흔히 주의력장애, 의식변화, 인지기능 저하, 지남력장애, 기억력장애, 언어능력장애, 시공간능력장애, 망상, 환각, 착각, 수면장애, 행동문제 등의 증상들이 동반된다. 섬망의 증상은 경증에서 극도의 중증 상태까지 범위가 넓으며, 증상의 중증도가 높을수록 예후가 좋지 않은 것으로 알려져 있다. 섬망의 구체적인 임상양상은 다음과 같다.

1. 주의력장애

주의력장애(disturbance in attention)는 섬망의 핵심증상으로 주의를 돌리고, 집중하고, 유지하는 능력이 기저 수준에 비하여 감퇴하는 것을 말한다. 주의력장애가 있을 경우, 면담 중에도 눈 마주침을 유지하지 못하고 주위 자극에 쉽게 산만해지고, 대화 내용을 따라가는 데 어려움이 있을 수 있다.

2. 의식의 변화

의식의 변화(altered level of consciousness)는 각성 상태의 변화를 일컫는다. 섬망 상태에서는 특징적으로 각성의 정도가 단기간에 걸쳐 명료, 졸림, 과각성으로 변동이 나타나며 일중에도 변동이 있을 수 있다.

3. 인지장애

섬망 환자에게는 주의력장애와 의식의 변화 외에도 지남력저하, 즉각 회상과 최근 기억의 손상, 시공간능력의 이상, 언어장애, 지리멸렬한 언어 등 다양한 인지장애가 발생한다.

4. 정신병적 증상

섬망에서는 인지기능 저하에 비해 낮은 빈도로 정신병적 증상이 동반되기도 한다. 환자의 50% 가량에서 환각, 30% 정도에서 망상이 동반되는 것으로 보고되었다. 정신병적 증상은 크게 사고과정의 장애(두서없이 횡설수설하거나 엉뚱한 대답을 함), 사고 내용의 이상(의심이나 망상), 지각장애(환각, 착각, 착오, 이인증, 비현실감)로 나타난다.

5. 정신운동활성 이상

섬망 환자에서는 정신운동활성의 이상이 발생한다. 정신운동활성이 항진될 경우 과각성되어 안절부절못하거나 초조한 증상을 보이고, 반대로 정신운동활성이 저하될 경우 각성 수준이 낮아지면서 행동이 느려지는 양상을 보인다.

6. 감정장애

섬망 상태에서는 상황에 맞지 않는 다행감이나 고양감, 분노, 자극 과민, 기분 변동, 우울, 위축과 같은 감정장애가 발생할 수 있다. 이로 인하여 소리를 지르거나, 욕설, 신음하는 등의 모습을 보일 수 있다.

7. 수면-각성주기 이상

섬망 환자들은 흔히 수면-각성주기의 이상을 보인다. 야간에는 섬망 증상의 악화에 동반하여 불면 및 수면분절이 발생하고 주간에는 수면을 취하는 경우가 많다. 생생한 꿈이나 악몽을 꾸기도 하고 꿈과 현실을 구분하지 못하기도 한다.

8. 운동 및 신경학적 이상

운동 및 신경학적 이상이 동반되어 자세고정불능증(asterixis), 떨림(tremor), 조화운동불능증, 요실금, 변실금, 근간대경련성 반사, 구음장애 등이 나타날 수 있다.

III

섬망의 발생률과 유병률

섬망은 대개, 신체질환 악화, 약물 사용, 수술 등으로 인하여 신체상태가 악화되는 노인에게서 높은 발생률과 유병률을 보인다. 기존 연구에 따르면 종합병원에 입원 중인 70세 이상 노인환자의 1/3이 섬망을 겪고 있으며, 그중 절반은 입원 당시에 이미 섬망 상태이고 나머지 반은 입원 기간 동안 섬망이 발생하는 것으로 나타났다. 응급실에 내원하는 노인환자도 10~15%는 섬망 상태인 것으로 보고되었다. 섬망은 수술 후 발생하는 흔한 합병증으로, 정규 대수술(major elective surgery) 환자의 15~25%에서, 고관절 골절 수술, 심장수술과 같은 고위험 수술 후 50%에서 발생한다. 섬망은 특히 화상 환자(39%), 비정규수술을 받은 환자(50% 이상)에서 높은 발생률을 보인다. 또한, 중환자실에서 기계호흡치료(mechanical ventilation)를 받는 환자의 혼수와 혼미 상태를 섬망에 포함할 경우 중환자실 환자의 75% 이상이 섬망을 겪는 것으로 나타났으며, 임종기에 있는 완화치료 환자의 85% 이상이 섬망을 겪는 것으로 보고되었다.

IV

섬망의 영향 및 예후

그동안 섬망은 일과성으로 나타나고, 섬망을 발생시킨 촉발요인이 개선되고 나면 병전의 상태로 회복되는 것으로 알려져 있었다. 그러나 최근에 이러한 견해와 일치하지 않는 연구결과들이 보고되고 있다. 체계적 문헌고찰 결과에 따르면, 입원 시 섬망이 발생한 환자의 45%는 퇴원 시에도 섬망 상태이며, 퇴원 후 1개월, 3개월, 6개월에 각각 33%, 26%, 21%가 섬망이 지속되는 것으로 나타났다. 또한, 섬망 발생 후 12개월까지 주의력 저하, 지남력 손상, 기억력 감퇴 등이 지속될 수 있는 것으로 보고되었다. 섬망이 지속될 수 있는 위험요인으로는 고령, 병전에 존재하는 치매, 섬망의 중증도, 신체 운동기능 저하, 시각 기능 저하, 섬망 시 신체강박을 사용한 경우 등이 보고되고 있다. 섬망을 경험한 환자들의 경과를 장기간 관찰하였을 때, 섬망은 사망 위험을 2배, 요양시설 입소 위험을 2.5배 높이며, 특히 치매의 발생위험을 12.5배 높이는 것으로 나타났다. 또한, 중환자실에서 치료받은 50세 이하의 젊은 환자들도 섬망을 겪을 경우, 인지저하의 발생위험이 높아지는 것으로 나타났다. 섬망을 겪게 될 경우, 그렇지 않은 사람에 비하여 평균적으로 입원 기간이 5~10일 더 연장되는 것으로 보고되었으며, 1년간 추적 관찰하였을 때 섬망이 없는 환자군에 비하여 진료 비용이 2.5배 더 높은 것으로 나타났다.

V
섬망의 진단

섬망의 지표가 있다고 확인될 경우, 임상가는 미국정신의학회 『정신장애의 진단 및 통계 편람 제5판(Diagnostic and Statistical Manual of Mental Disorder, DSM-5)』의 진단기준에 근거한 임상적 평가를 수행하여 섬망을 진단한다.

1. 섬망의 지표

섬망 발생의 위험요인이 있는 환자가 아래 제시된 행동의 변화를 수 시간에서 수일 사이에 보일 경우, 진단을 위해 정신건강의학과 의사에게 진료를 의뢰하거나 섬망 진료 경험이 있는 의사가 진단적 평가를 시행해야 한다. 이러한 행동의 변화는 환자의 보호자나 간병인이 먼저 보고하는 경우가 많다. 입원환자나 장기요양 중인 환자의 섬망을 선별하기 위하여 섬망의 지표(변화 또는 일중의 변동)를 하루에 한 번 이상 관찰하도록 한다.

· 인지기능: 집중력의 저하, 반응의 느려짐, 혼돈
· 지각: 환시 혹은 환청
· 신체기능: 운동기능 감소, 움직임 감소, 안절부절못함, 초조, 식욕변화, 수면장애
· 사회적 행동: 치료에 대한 협조도 저하, 사회적 위축, 의사소통의 이상, 기분변화

2. 섬망의 진단기준

미국정신의학회의 『정신장애의 진단 및 통계 편람 제5판(Diagnostic and Statistical Manual of Mental Disorder, DSM-5)』에 따라 다음의 다섯 가지 기준에 해당하면 섬망으로 진단한다.

1) DSM-5 진단기준

A. 주의의 장애(즉, 주의를 기울이고, 집중, 유지 및 전환하는 능력 감소)와 의식의 장애(환경에 대한 지남력 감소).

B. 장애는 단기간에 걸쳐 발생하고(대개 몇 시간이나 며칠), 기저 상태의 주의와 의식으로부터 변화를 보이며, 하루 경과 중 심각도가 변동하는 경향이 있다.

C. 부가적 인지장애(예: 기억 결손, 지남력장애, 시공간능력 또는 지각).

D. 진단기준 A와 C의 장애는 이미 존재하거나, 확진되었거나, 진행 중인 다른 신경인지장애로 더 잘 설명되지 않고, 혼수와 같이 각성 수준이 심하게 저하된 상황에서는 일어나지 않는다.

E. 병력, 신체 검진 또는 검사 소견에서 장애가 다른 의학적 상태, 물질 중독이나 금단(즉, 남용약물 또는 치료 약물로 인한), 독소 노출로 인한 직접적 · 생리적 결과이거나, 또는 다중 병인 때문이라는 증거가 있다.

다음 중 하나를 명시할 것

· 물질 중독 섬망: 이 진단은 진단기준 A와 C의 증상이 임상양상에서 두

드러지고 임상적 주목을 보증할 정도로 충분히 심할 때에만 물질 중독의 진단 대신에 내려져야 한다.

· 물질 금단 섬망: 이 진단은 진단기준 A와 C의 증상이 임상양상에서 두드러지고 임상적 주목을 보증할 정도로 충분히 심할 때에만 물질 금단의 진단 대신에 내려져야 한다.

· 약물치료로 유발된 섬망: 이 진단은 진단기준 A와 C의 증상들이 처방받아 복용 중인 치료 약물의 부작용으로서 발생할 때에 적용한다.

· 다른 의학적 상태로 인한 섬망: 병력, 신체 검진 또는 검사 소견에서 장애가 다른 의학적 상태의 생리적 결과에 기인한다는 증거가 있다.

· 다중 병인으로 인한 섬망: 병력, 신체 검진 또는 검사 소견에서 섬망이 한 가지 이상의 병인을 가지고 있다는 증거가 있다(예: 병인이 되는 의학적 상태가 한 가지 이상, 다른 의학적 상태에 더해지는 물질 중독이나 치료 약물의 부작용).

다음의 경우 명시할 것

· 급성: 몇 시간이나 며칠 지속하는 경우

· 지속성: 몇 주나 몇 개월 지속하는 경우

다음의 경우 명시할 것

· 과활동성: 정신운동 활동 수준이 과잉되어 기분 가변성, 초조 그리고/또는 의학적 치료에 대한 협조 거부를 동반할 수 있다.

· 저활동성: 정신운동 활동 수준이 저조하여 혼미에 가깝게 축 늘어지거나 무기력을 동반할 수 있다.

· 혼합성 활동 수준: 비록 주의와 의식의 장애가 있지만, 정신운동 활동은 보통 수준이다. 또한 활동 수준이 빠르게 변동하는 경우도 포함한다.

3. 섬망의 아형

섬망은 정신운동장애 또는 각성장애의 유형에 따라 세 가지 아형으로 분류된다. 섬망은 아형에 따라 발생 원인과 치료에 대한 반응, 예후가 다르며, 그중 저활동형 섬망은 과활동형 섬망에 비하여 사망 위험이 높다고 알려져 있다.

1) 과활동형(hyperactive)

과활동형 섬망은 과각성, 안절부절못함, 짜증, 분노, 불안, 초조 등의 증상이 두드러지는 아형을 말한다. 과활동형 섬망에서는 교감신경계 활성으로 빈맥, 동공산대, 안면 홍조, 혈압 상승을 보이기도 하며, 카테터를 제거하는 등 행동장애를 보여 자타해의 위험이 있을 수 있고, 낙상위험이 증가하므로 주의해야 한다. 과활동형 섬망의 증상은 의료진의 주목을 끌기 쉬워, 저활동형 섬망에 비하여 진단이 비교적 잘 이루어지는 편이다. 일반적으로 알코올 및 약물 금단, 약물중독, 약물 부작용이 있는 경우 과활동형 섬망이 주로 나타나는 것으로 보고되고 있다.

2) 저활동형(hypoactive)

저활동형 섬망은 정신운동기능 저하, 활동량 감소, 기면, 각성수준 저하, 무관심, 느린 억양 등을 특징으로 하는 아형이다. 저활동형 섬망은 완화의료에서 가장 흔한 유형으로, 마약성 진통제에 의한 과진정과 감별이 어려우며, 종종 우울증이나 피로로 오진되기도 한다. 저활동형 섬망은 과활동형 섬망보다 환자를 고통스럽게 하지 않을 것이라고 생각할 수 있으나, 관련 연구에 따르면 저활동형 섬망을 겪는 환자는 과활동형 섬망을 겪는 환자와 동일하게 '매우 고통스러운 수준'의 디스트레스를 경험하는 것으로 보고 되었다. 저활동형 섬망 환자는 각성 수준의 저하와 활동량 감소로 인하여 식사나 움직임이 줄어들어 영양 부족이나 탈수, 욕창이 생길 위험이 올라가므로 주의가 필요하다. 저활동형 섬망은 증상의 특성 상 치료진이나 주위 환자들을 곤란하게 하지 않아 진단을 놓치는 경우가 많다. 또한, 일부 의료진들은 과활동의 임상양상이 없으면 섬망이 아니라고 판단하여 오진하거나 늦게 진단되기도 한다. 저활동형 섬망은 일반적으로 저산소증, 대사이상, 항콜린성 약물 사용, 간성 뇌병증에 의한 섬망에서 주로 나타나는 것으로 보고되고 있다.

3) 혼재형(mixed)

일반적으로 병원에 입원 중인 노인 섬망의 아형 중 가장 흔한 아형이다. 혼재형 섬망은 과활동형과 저활동형 사이에서 증상의 변동을 보이며, 주로 밤에 과활동형의 양상을 보인다.

4. 아증후군 섬망

섬망의 전 단계 또는 섬망의 기준에는 미치지 못하는 아증후군 섬망(subsyndromal delirium) 또한 임상에서는 중요한 의미를 갖는다. 아증후군 섬망은 진단기준에는 부합하지 않지만, 하나 이상의 섬망 증세를 보이는 경우로 정의되며 위험인자는 섬망과 동일하다. 아증후군 섬망은 경도의 수면-일주기리듬 장애, 인지기능 저하, 주의력 저하, 초조 등의 증상을 보인다. 이러한 상태는 섬망으로 진행되거나 섬망이 회복되는 과정일 수 있다. 이때 수면제나 항콜린작용이 있는 약물들을 사용할 경우 섬망으로 진행될 수 있으므로 주의를 요한다. 섬망과 마찬가지로 아증후군 섬망 또한 저용량의 항정신병약물을 이용한 치료로 호전시킬 수 있으며, 섬망이 없는 경우와 섬망이 있는 경우의 중간 정도의 예후를 보인다.

5. 섬망의 선별 및 진단도구

섬망의 진단은 DSM-5의 진단기준에 근거한 임상적 평가를 통해 이루어지며, 아직까지 진단을 위해 적용 가능한 혈액검사, 전기생리학적 검사, 영상학적 검사는 없다. 따라서, 섬망을 선별하고 진단하기 위한 여러가지 도구가 개발되어 사용되고 있다.

1) 선별 도구(screening instrument)

환자가 섬망의 발생위험이 높지 않은 경우, 선별을 위하여 간단한 주의력 검사(요일의 순서를 거꾸로 말하기, 12월부터 1월까지 거꾸로 말하기)를 사용할 수 있다. 그러나 환자가 섬망의 고위험군으로 판단될 경우, 섬망을 발견하고 진단하기 위한 평가도구를 사용하는 것이 선별에 도움이 될 수 있다. 섬망의 선별 도구는 여러 종류가 있으며, 사용자 및 사용 환경에 따라 적절히 선택하여 적용한다.

(1) Modified Richmond Agitation and Sedation Scale[mRASS]

mRASS는 중환자실에서 진정과 각성의 정도를 객관적으로 평가하기 위해 개발된 도구로, 20초 이내에 신속히 환자의 의식상태를 평가할 수 있다. 의식의 급성 변화와 변동성이 섬망의 주요 임상양상이므로, mRASS를 연속적으로 평가하여 의식수준의 변화가 있을 경우 섬망을 선별할 수 있다. 매일 일정 시간에 mRASS를 연속적으로 평가하였을 때, 환자의 의식상태에 2점 이상의 변동이 있을 경우, 섬망이 발생하였을 가능성이 크다고 판단한다. mRASS는 간호사와 임상가 모두 사용할 수 있으며, 섬망 선별에 있어 64~70%의 민감도를 가진다. 부록에 mRASS와 그 사용법을 정리해 놓았다.

(2) Nursing Delirium Screening Scale[Nu-DESC]

Nu-DESC는 간호사들이 일반 병동에서 사용할 수 있도록 개발된 섬망 선별 도구로, 지남력 저하, 부적절한 행동, 부적절한 대화, 환각, 정신운동성 지연 총 5가지 항목으로 구성되어 있다. 도구를 수행하는 데 1분 정도 소요되므로, 간호사들이 정규 간호 업무 중 관찰만으로도 빠르고 쉽게 섬망을 선별할 수 있다. 또한, 완화치료를 받는 환자에게도 적용 가능한 도구이다. 이 도구는 국내에 표준화되어 있으며, 81%의 민감도와 97%의 특이도를 가진다.

(3) Memorial Delirium Assessment Scale[MDAS]

MDAS는 섬망을 선별하고 진단할 수 있을 뿐 아니라 중증도를 평가할 수 있는 도구이다. 암환자의 섬망 평가에도 그 타당성을 인정받은 도구로 국내에 표준화되어 있다. MDAS는 의식수준의 저하, 지남력장애, 단기기억장애, 숫자세기장애, 주의력장애, 와해된 사고, 지각 이상, 망상, 정신행동증상의 저하 및 수면각성주기장애 총 10가지 항목으로 구성되어 있으며, 검사를 수행하는 데 약 10분 정도가 소요된다. 검사의 총점은 30점이며 섬망 진단의 절단점은 13점으로, 섬망을 선별하는 데 각각 96%의 민감도와 92%의 특이도를 가진다.

(4) 4AT Test

4AT Test는 4개의 문항으로 구성된 섬망 평가도구이다. 의식의 각성도(arousal), 인지(지남력, 주의력), 정신상태의 급성 변화(acute change)를 평가하는 문항으로 구성되어 있으며, 각각 88%의 민감도와 특이도를 가지고 있다. 도구의 수행에 비교적 짧은 시간(2분 이하)이 소요되며, 평가항목에 대한 간단한 설명이 있어 섬망과 관련된 임상경험이 많지 않은 의료진도 사용할 수 있다. www.the4at.com/4at-korean에 있는 한글 버전 도구를 다운로드하여 사용할 수 있고, 부록에도 첨부해 놓았다.

2) 진단도구

영국의 NICE(National Institute for Health and Clinical Excellence) 가이드라인

에서는 섬망의 진단을 숙련된 임상가가 DSM의 진단기준이나 CAM 혹은 CAM-ICU(중환자실 환자의 경우)에 근거한 임상적 평가를 통해 수행할 것을 권고하고 있다.

(1) Confusion Assessment Method[CAM]

CAM은 DSM-III-R의 진단기준을 근거로 하여 개발된 도구로, 중환자실, 응급실, 완화병동에 있는 환자에게도 사용할 수 있다. CAM은 섬망 관련 증상을 평가하는 9개 항목으로 구성되어 있으며, CAM의 진단적 알고리즘은 섬망의 4가지 주요 기본 양상(cardinal features)인 (1) 급격한 발생 또는 변동성 경과, (2) 주의력장애, (3) 와해된 사고, (4) 의식수준의 변화를 기초하여 이루어진다. CAM의 섬망 진단은 (1), (2) 항목과 (3) 또는 (4) 중 1개 이상의 항목에서 양성 소견이 있어야 이루어지며, 94~100%의 민감도와 90~95%의 특이도를 보인다. CAM은 주로 임상의사가 사용하는 도구로, 인지기능 관련 항목을 적절히 평가하기 위해선 일정 정도의 훈련이 필요하며, 섬망의 중증도를 평가할 수는 없다는 단점이 있다.

(2) Confusion Assessment Method for the ICU[CAM-ICU]

CAM-ICU는 CAM의 진단 알고리즘을 이용하여 중환자실 환자의 섬망을 발견하고 진단하기 위해 개발된 도구로, 기계호흡치료로 인하여 발화가 불가능한 환자에게도 적용이 가능하다. 이 도구는 의식상태가 RASS -3점보다 높은 환자군(RASS -3~4점)을 대상으로 하며, CAM의 알고리즘을 따라 경과의 변동성, 주의력, 의식의 수준, 와해된 사고를 평가하여 섬망을 진단한다. CAM-ICU는 국내에 표준화되어 있으며, 89.8%의 민감도와 72.4%의 특이도를 가진다. 상대적으로 도구 사용을 위한 훈련을 많이 필요로 하지 않으며, 의사뿐 아니라 간호사도 수행이 가능하다.

(3) 3-Minute Diagnostic Interview for Delirium Using the Confusion Assessment Method[3D-CAM]

3D-CAM은 CAM을 축약하여 만든 진단도구로 CAM의 4가지 주요 기본 양상을 환자에게 질문하거나, 환자의 말과 행동을 관찰하는 2가지 평가 방식을 이용하여 섬망을 확인한다. 일반적인 내과 환자들에게 적용이 가능하며, 도구 수행에 3분가량이 소요되고 95%의 민감도와 94%의 특이도를 가진다. 도구의 수행을 위해 상대적으로 많은 훈련이 필요하지 않으며, 평가자 간 일치도가 우수한 것으로 보고되고 있다.

(4) Brief Confusion Assessment Method[bCAM]

bCAM은 CAM-ICU를 중환자실 환자가 아닌 환자들에게 사용하였을 때, 민감도가 개선될 수 있도록 수정한 도구로 수행에 2분 정도가 소요된다. bCAM의 CAM의 진단적 알고리즘을 사용한다. bCAM은 주의력 저하와 와해된 사고를 평가하기 위한 객관적 검사가 포함되어 있으며, CAM, CAM-ICU와 마찬가지로 주의력 저하가 있어야만 섬망을 진단할 수 있다. bCAM은 응급실에 내원한 환자에게 시행하였을 때, 84%의 민감도와 96%의 특이도를 보여 응급실에 내원한 환자의 섬망 선별과 진단에 도움이 될 수 있다.

6. 섬망의 감별진단

섬망을 진단할 때 치매, 비경련성 간질지속상태, 긴장증 등을 감별해야 한다.

1) 치매(dementia)

섬망과 치매는 주로 고령의 환자에게 발생하며 인지저하가 있다는 부분에서 임상적 유사성이 있다. 치매가 있는 환자에게 섬망이 동반되는 경우는 비교적 흔하므로 이러한 경우, 질환의 감별에 어려움이 있을 수 있다. 일반적으로 섬망은 급격한 의식상태의 변화와 변동성을 보이지만, 치매는 서서히 진행하는 양상을 보이며 시간에 따라 변동이 비교적 작고, 의식이 대체로 명료하다. 섬망과 치매를 감별하려면 의무기록이나 가족들과의 면담을 통해 환자의 병력을 듣고 병전의 인지수준을 판단하여야 하며, 현재의 증상이 치매에 의한 것이라는 근거가 명확하지 않을 경우, 환자의 상태를 섬망으로 간주하고 관리하는 것이 적절하다.

2) 비경련성 간질지속상태(non-convulsive status epilepticus)

비경련성 간질지속상태는 뇌파에서 간질파가 지속되어 행동 또는 의식의 변화는 있지만, 외적인 경련은 없는 상태를 일컫는다. 비경련성 간질지속상태는 섬망과 유사하게 의식 저하나 변동성, 혼동, 기괴한 행동이 있을 수 있어 감별이 어렵다. 병력 상 감염이나 전해질 이상 등 섬망 발생의 위험요인이 명확하지 않거나 과거 경련의 위험요인을 높일 수 있는 병력(간질, 뇌졸중, 뇌수술, 뇌종양, 치매, 뇌수막염 등)이 있을 경우, 비경련성 간질지속상태를 의심할 수 있다. 뇌파 검사로 섬망과 감별이 가능하며, 섬망에서는 일반적으로 뇌파 검사에서 전반적 서파화(generalized slowing)를 보인다.

3) 긴장증(catatonia)

긴장증은 운동활동감소, 이상운동, 이상행동을 보이는 복합증후군을 말한다. 긴장증 환자는 주변의 변화에 대해 인식은 하고 있으나 능동적으로 관여는 하지 않으며, 특정 자세를 유지하여 운동활동이 감소하거나 호응도가 감소하여 대답을 하지 않는다. 또한, 자극에 대해 반대 반응 혹은 무반응을 보일 수 있다. 이 밖에도 무의미한 행동이나 응시, 찡그림을 반복하거나 다른 사람의 행동이나 말을 따라 하는 과도하고 독특한 운동 활동을 보일 수 있으며, 상동증, 매너리즘, 초조, 찡그림, 반향언어, 반향동작 등이 있을 수 있다. 긴장증은 뇌염, 간질, 치매, 전해질 이상, 수두증 등의 신체질환이나 알코올/진정안정제 금단, 스테로이드제제, 면역억제제, 항정신병약물 등 약물에 의해 유발되기도 한다. 긴장증은 항정신병약물에 의해 증상이 개선되지 않으며, 오히려 신경이완제 악성 증후군(neuroleptic malignant syndrome)의 위험을 높일 수 있어 주의를 요한다. 이러한 긴장증의 진단과 치료가 적절히 이루어지지 못하면 욕창, 영양결핍, 전해질 이상, 정맥혈전증, 폐색전증, 요로감염, 폐렴, 근위축증 등이 내 · 외과적으로 위험한 상태를 유발할 수 있어 주의를 요한다. 일반적으로 긴장증 증상은 벤조디아제핀 투약에 의해 호전이 가능하다. 그러나, 자율신경계 항진, 고열, 강한 흥분, 강직, 섬망이 동반되는 악성긴장증(malignant catatonia)은 벤조디아제핀에 반응이 좋지 않은 것으로 알려져 있다. 이러한 악성긴장증은 치명률이 높은 상태(20%)로 전기경련치료가 도움이 될 수 있다.

VI

원인 및 위험요인

섬망은 기저에 취약요인이 있는 환자가 촉발요인에 노출되면, 두 요인이 복합적으로 상호작용을 일으켜 발생하는 것(다요인모델, multifactorial model)으로 알려져 있다. 예를 들어 취약요인이 많은 노인환자의 경우, 진정안정제나 수면제의 사용과 같이 비교적 경한 위해자극이 주어져도 섬망이 발생할 수 있으나, 취약요인이 거의 없는 젊고 건강한 환자는 전신마취, 수술, 신경작용제 투여, 중환자실 입원, 수면박탈과 같은 위해성이 큰 촉발요인이 주어져도 섬망이 발생하지 않는 경우가 많다. 그러므로 취약요인이 많은 환자에서 섬망의 발생위험을 낮추려면, 촉발요인을 최소화하는 것이 필요하다.

섬망의 생물학적 병태생리는 아직 명확히 밝혀지지는 않았지만, 염증, 저산소증, 산화스트레스 등의 요인이 뇌에 독성작용을 일으켜 뇌가 저콜린-고도파민 상태(hypocholinergic-hyperdopaminergic state)가 되면서 뇌기능에 이상이 발생하는 것으로 이해하고 있다.

섬망의 원인 및 위험요인은 환자의 질환과 진료받는 상황에 따라 다양하여 「VIII. 임상 상황별 섬망의 특성과 관리」에서 세부적으로 다루도록 하겠다. 일반적으로 섬망은 다음과 같은 취약요인과 촉발요인에 의해 발생한다.

1. 섬망의 일반적 취약요인

내 · 외과 질환에 상관없이 고령, 치매, 인지저하, 섬망의 과거력, 시력저하, 청각 저하, 알코올사용장애는 섬망을 유발할 수 있는 취약요인(Predisposing factor)으로 지속적으로 보고되고 있다. 특히, 병전에 치매나 인지저하가 있을 경우, 섬망 발생의 위험이 5배 이상 증가하는 것으로 나타났다. 또한, 다수의 병발 질환이 있거나 뇌졸중, 우울증 같은 질환이 동반될 경우, 연령에 관계없이 섬망의 발생위험이 증가하는 것으로 나타났다.

〈표 2〉 섬망의 일반적 취약요인

취약요인	연령(70세 이상)
	치매
	인지저하
	섬망의 과거력
	시력 저하
	청각 저하
	다수의 병발 질환
	우울증
	뇌경색 및 일과성 뇌허혈의 과거력
	알코올사용장애

2. 섬망의 촉발요인

일반적인 노인환자에서는 다약제 복용, 정신작용제 약물의 투여, 강박의 적용이 섬망의 발생위험을 각각 4~5배 증가시키는 주요 촉발요인(precipitating factor)인 것으로 나타났으며, 도뇨관 사용과 섬망의 연관성도 지속적으로 보고되고 있다. 또한, 혈액검사 상의 이상이 있을 경우, 1.4~5배까지 섬망의 발생위험을 증가시키는 것으로 나타났다. 감염은 노인환자에서 흔한 섬망 촉발요인으로, 특히 요로계 감염과 폐렴이 섬망 발생과 관련이 있는 것으로 알려져 있다. 외과 환자의 경우 특히 대동맥류 수술이나 신경외과 수술을 받게 되면 섬망의 발생위험이 각각 8배, 4.5배 증가하며, 외상(예: 대퇴골절)으로 입원하게 되거나 응급수술 후 중환자실에 입원하게 될 경우도 섬망의 발생위험이 높은 것으로 나타났다. 또한, 심한 통증, 기계환기치료나 마취, 혼수를 경험한 경우도 섬망 발생의 위험이 증가한다. 이외에 다양한 요인들이 있을 수 있다.

〈표 3〉 섬망의 촉발요인

촉발요인	
약물	다약제 복용(polypharmacy) 정신작용제(psychoactive drug) 사용 진정안정제(sedatives) 혹은 수면제(hypnotics) 사용 항콜린약제(anticholinergics) 사용
신체강박(restraint)의 적용	
도뇨관 사용	
생리적 요인	혈청 요소(serum urea) 증가 BUN/Cr 비율 증가 혈청 알부민(serum albumin) 이상 나트륨(sodium), 포도당(glucose), 칼륨(potassium) 수치 이상 대사성 산증
감염	
수술	대동맥류(aortic aneurysm) 수술 비흉부(non-cardiothoracic) 수술 신경외과 수술
외상으로 인한 입원	
예정에 없던 입원 (urgent admission)	
심한 통증	
기계환기치료	
마취	
혼수	

3. 섬망의 발생위험에 따른 의사결정과 정보전달

환자가 섬망의 고위험군으로 판단될 경우, 치료나 처치를 위한 의사를 결정할 때 섬망의 발생 가능성을 고려하도록 하며, 섬망의 예방을 위하여 교정 가능한 위험요인을 조절, 관리하고, 섬망의 발생 여부를 주의 깊게 관찰해야 한다. 또한, 의료진은 환자와 보호자에게 치료 과정에서 발생할 수 있는 섬망의 가능성과 예후를 미리 전달하여, 섬망의 예방과 조기 발견을 위해 가족이나 간병인이 할 수 있는 역할을 교육하도록 한다. 환자와 보호자에게 전달할 세부사항은 「IX. 보호자 교육자료」에 정리해 놓았다.

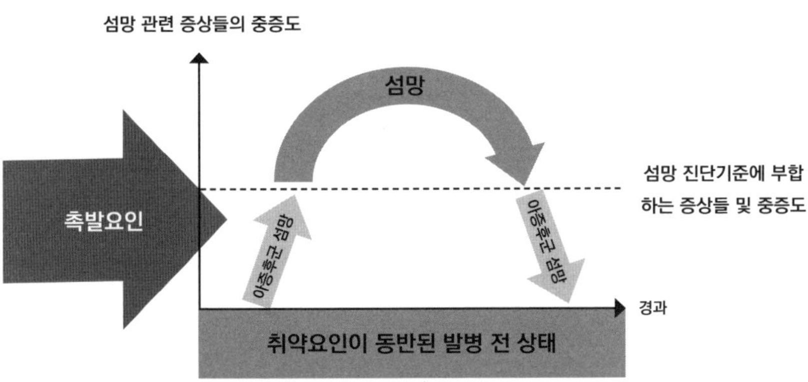

[그림 1] 섬망 병태생리의 개념 도식*

VII
섬망의 관리

섬망의 관리는 섬망을 예방하기 위한 관리와 발생한 섬망을 치료하기 위한 관리로 되어있다.

1. 섬망의 예방

예방을 위한 관리에는 일반적 원칙과 예방적 약물 사용이 있다.

1) 일반적 원칙

섬망을 예방하기 위한 '일반적 원칙'은 섬망의 발생을 낮추는 데 도움이 된다. 섬망은 여러 요인이 복합되어 발생하는 질환이므로, 섬망을 예방하기 위해서는 여러 위험요인을 동시에 관리해야 한다. 섬망의 예방을 위한 일반적 원칙은 지남력 제공, 수면-일주기리듬 유지, 감각기능 보존, 움직임 격려, 탈수 방지에 초점을 맞춘다. 의료진은 다음 사항들에 대해 주의를 기울여 관리해야 하며, 환자의 가족과 간병인에게 환경조정과 지남력 제공, 움직임 격려의 중요성을 전달하여 섬망을 예방하는 데 참여하도록 격려해야 한다.

(1) 고위험 약물의 조정

약물은 섬망 발생의 가장 흔한 원인이며, 동시에 조절 가능한 요인이다. 의료진은 투약목록을 검토하여 환자에게 섬망 발생의 고위험 약물이 사용되고 있지는 않은지 확인하고, 꼭 필요하지 않은 약물은 감량, 중단, 대체하도록 한다. 또한, 위험성이 높은 약물이 아니더라도 다수의 약물 사용(다약제 복용, polypharmacy)이 섬망의 섬망의 촉발요인이므로, 필요한 약물이 아니라면 중단하도록 한다.

① 벤조디아제핀과 수면제

벤조디아제핀과 수면제는 중추신경계 진정 및 금단 증상(CNS sedation and withdrawal)에 의하여 섬망을 유발할 수 있다. 내 · 외과에 입원 중인 고령의 환자가 불면을 호소하여 수면제(스틸녹스, 졸피드, 할시온, 달마돔 등)나 벤조디아제핀계 약물(아티반, 디아제팜, 자낙스, 데파스 등)을 사용할 경우, 섬망 발생의 원인이 될 수 있으므로 사용에 주의를 요한다. 섬망의 발생위험이 있는 환자가 불면을 호소할 경우, 섬망이나 아증후군 섬망이 아닌지 확인하고 그러한 상태가 아니라고 판단될 경우, 섬망의 유발위험이 낮은 nortriptyline, trazodone, quetiapine 등의 약물을 저용량으로 사용하도록 한다. 이러한 약물들도 과진정이나 변비, QTc 간격연장과 같은 부작용이 있을 수 있으므로 주의하도록 한다.

투여 중인 약물 중 벤조디아제핀이나 수면제가 있다면, 이에 대한 조정이 필요하다. 벤조디아제핀이나 수면제를 복용하고 있는 경우 감량하거나 중단하고, 불면의 위험이 높다고 판단될 경우 섬망의 발생위험이 낮고 진정효과가 있는 약물(예: nortriptyline, trazodone, quetiapine 등)을 병용 투약하여 수면을 조절하도록 한다. 벤조디아제핀과 수면제는 빠르게 감량하거나 갑작스럽게 중단할 경우, 금단에 의한 섬망 발생의 위험이 증가할 수 있으므로 단계적으로 감량해야 한다.

② 마약성 진통제

마약성 진통제의 사용과 섬망 발생의 연관성은 널리 알려져 있다. 마약성 진통제는 항콜린성 독성(anticholinergic toxicity)과 중추신경계 진정작용 그리고 장운동 저하로 인한 분변매복(fecal impaction)을 발생시켜 섬망을 촉발시킬 수 있다. 국소시술이나 비마약성 진통제로 조절되지 않는 통증을 조절하기 위하여 마약성 진통제를 사용해야 한다면, 효과가 있는 최저용량을 투여하여 통증을 조절하고 부작용 발생은 최소화해야 한다.

③ 항콜린제, 항히스타민제, 삼환계 항우울제, H2 수용체 차단제

항콜린제, 항히스타민제, 삼환계 항우울제, H2 수용체 차단제는 모두 항콜린 독성에 의하여 섬망을 유발할 수 있다. 항콜린제(예: oxybutynin, benztropine)가 투여되고 있다면 감량하거나 중단하도록 하고, 항히스타민제(특히 1세대 약물, 예: doxylamine, diphenhydramine)가 투여되고 있다면

진정효과가 약한 항히스타민제로 변경하도록 한다. 삼환계 항우울제(tricyclic antidepressant, TCA), 특히 항콜린효과가 강한 3차 아민계 TCA(예: amitryptyline, imipramine, doxepin)가 투여되고 있을 경우, 가능하면 단계적으로 감량하여 투여 중단하도록 한다. 항우울제 계열 약물의 유지가 필요할 경우 항콜린 작용이 상대적으로 작은 2차 아민 TCA(nortriptyline)로 변경하거나 SSRI, SNRI를 사용할 수도 있다. H2 수용체 차단제의 경우 감량하거나 양성자펌프억제제(proton pump inhibitor, PPI)로 변경하도록 한다.

④ 항경련제

항경련제는 중추신경계 진정작용으로 인하여 섬망을 유발할 수 있다. 항경련제는 경련 조절을 위한 치료 용량의 범위에서도 섬망을 발생시킬 수 있으므로, 경련발작의 가능성이 작다면 섬망의 발생위험이 해소될 때까지 투여 중단이나 감량하도록 한다. 항경련제의 투여 유지가 필요할 경우, 환자의 행동문제와 섬망의 조절에 도움이 될 수 있는 valproate로 변경해 볼 수 있다.

⑤ 항파킨슨제

항파킨슨제(예: levodopa, amantadine)는 도파민성 독성(dopaminergic toxicity)에 의하여 섬망을 유발할 수 있다. 특히, 말기 환자나 고용량의 항파킨슨 약물 사용 시 유발 가능하므로, 항파킨슨제에 의하여 섬망 발생의 위험이 높다고 판단될 경우, 감량 투약하거나 섬망이 주로 악화되는 야간시간에는 투여 용량을 주간보다 낮추어 사용하는 것을 고려해 볼 수 있다.

(2) 신체 관리

감염관리를 통해 감염을 예방하고 감염 여부를 정규적으로 평가한다. 꼭 필요하지 않을 경우 카테터 사용을 최소화하며 감염이 있다고 판단될 경우 조기에 치료하도록 한다. 특히, 요로감염, 호흡기계감염, 연조직감염이 섬망과 연관성이 높은 것으로 보고되고 있어 이와 관련된 감염 관리에 주의를 기울여야 한다.

탈수를 방지하고, 적절한 영양공급이 유지되도록 한다. 환자가 탈수가 되지 않도록 수분섭취를 권하며 하루에 섭취한 수분의 양을 확인하고 관리한다. 또한, 환자의 식사량이 유지될 수 있도록 식사량을 확인하고 스스로 식사가 어려운 경우 식사를 돕도록 한다.

대소변 배출이 적절히 이루어지는지 정규적으로 확인하고, 하제 등을 이용하여 대소변의 배출이 유지되도록 한다. 요정체(urinary retention)가 없을 경우, 가능하면 도뇨관(urinary catheter)을 사용하지 않고 소변 배출량을 확인한다. 대변은 특히 마약성 진통제를 사용할 경우 변비의 발생 여부를 철저히 검토하고 필요시 하제를 사용하여 관리한다.

(3) 환경 조정과 지남력 제공

환자가 지속적으로 지남력을 인지하고 유지할 수 있는 환경을 제공한다. 환자의 수면-각성주기의 유지를 위하여 병실은 낮 동안 채광이 잘 되도록 하고, 야간에는 은은한 빛과 조용한 환경이 되도록 하여 적절한 수면 환경을 조성한다. 또한, 환자가 볼 수 있는 곳에 시계와 달력을 비치하여 시간을 인지할 수 있게 하며, 의료진과 보호자는 여기가 어디인지, 환자 본인이 누구인지, 무엇을 위해 입원했는지, 치료자의 역할은 무엇인지를 설명해준다. 정기적으로 환자의 가족과 지인이 방문하여 환자가 현재의 상황을 인지하고 안심할 수 있도록 한다.

환자의 시청각 기능이 보존되도록 한다. 환자의 시각 기능과 청각 기능의 저하는 섬망 발생의 취약요인이다. 환자가 병원에 입원하는 과정에 사용하던 안경이나 보청기를 가져오지 않는 경우가 많다. 의료진은 기존에 환자의 안경과 보청기 사용 여부를 확인하여 사용할 수 있도록 한다. 또한, 환자의 가족과 간병인에게 입원 기간 동안 안경과 보청기를 유지하는 것이 중요함을 교육하여, 시청각 기능이 유지되도록 한다.

(4) 보행 및 움직임 격려

환자의 보행을 격려한다. 가능하면 환자를 병상에 누워 있게 하기보다는 앉아 있도록 하며, 조기에 보행할 수 있도록 한다. 보행이 어렵다면 보조기를 이용하여 보행을 돕고, 움직임이 어렵다면 물리재활치료 등을 이용해 관절운동가동범위의 운동(range of motion exercise)을 하도록 한다.

(5) 통증 관리

환자의 통증을 조절한다. 환자의 통증 여부를 정규적으로 확인하여 조기에 조절하도록 한다. 통증은 섬망의 위험요인지만, 통증을 조절하기 위하여 사용하는 약물 또한 섬망 발생의 요인이 될 수 있다. 특히, 마약성 진통제의 사용은 섬망 발생의 위험을 높이는 것으로 알려져 있다. 그러므로, 가능하다면 국소통증 관리나 acetaminophen, NSAIDs를 이용해 통증을 조절함으로써 마약성 진통제의 사용을 줄이거나 대체하도록 한다. 또한, 일반적으로 통증은 불면, 불안, 우울 등의 정신증상과 밀접한 연관이 있으므로, 이러한 증상이 있는 통증 환자는 정신증상을 항우울제나 항정신병약물로 관리해 줌으로써 통증의 완화와 진통제의 요구량을 감소시킬 수 있다.*

2) 섬망의 예방을 위한 약물 사용

섬망을 예방하기 위한 약물 사용의 효과는 명확하지 않으므로 권장하지 않는다. 코크란 리뷰와 메타분석에서 저용량의 haloperidol, risperidone 등의 항정신병약물을 섬망의 예방을 위해 고위험군에게 사용한 연구들을 검토하였으나, 결과가 상이하며 연구 디자인도 제한적인 것으로 나타났다. 섬망의 예방을 위하여 donepezil을 투여한 연구들에서는 섬망의 발생 빈도를 유의미하게 감소시키지 못하였으며, melatonin 또는 ramelteon을 투여한 연구에서도 상이한 결과가 보고되었다.

권고: 섬망의 예방적 관리
섬망 관리의 일반적 원칙은 섬망 예방에 효과적이다. [A]

권고: 섬망 발생 고위험 약물의 관리
섬망 발생 고위험군에서는 투약 중인 약물을 검토해야 하며, 섬망의 고위험 약물을 추가 투약할 경우 주의해야 한다. [A]

2. 섬망의 치료

치료를 위한 관리에는 일반적 원칙과 약물치료가 있다.

1) 일반적 원칙

섬망 치료를 위한 일반적 원칙은 섬망의 예방에 적용하는 중재와 동일하게 약물 조정, 조기 움직임, 시청각 기능의 보존, 영양공급, 탈수 방지, 수면 및 일주기리듬 조절, 지남력 제공으로 되어있다(〈표 4〉 참고).

섬망의 치료는 의사, 간호사, 보호자, 간병인의 통합적 접근이 필요하다. 취약요인과 촉발요인을 검토하고 교정 가능한 요인을 확인하여 조절해야 한다. 작은 중재라도 여러 위험요인을 동시에 교정하는 것은 섬망의 개선에 도움이 될 수 있다.

(1) 투여 중인 약물의 감량, 변경, 중단

투여 중인 약물은 가장 먼저 검토해 볼 수 있는 수정 가능한 위험요인이다. 현재 사용 중인 약물들을 검토하여 섬망을 악화시킬 가능성이 있다고 판단되는 약물을 감량, 중단, 대체한다. 일반적으로 중추신경계 진정(CNS sedation)효과가 있는 약물(벤조디아제핀, 수면제, 마약성 진통제 등)과 항콜린독성(anticholinergic toxicity)이 있는 약물이 섬망 발생의 고위험 약물로 알려져 있다. 섬망 촉발요인이 될 수 있는 고위험 약물의 조정에 관한 지침은 앞서 제시된 「섬망의 예방 — 고위험 약물의 조정」을 따르도록 한다.

섬망의 원인이 마약성 진통제의 신경독성에 의한 것으로 판단된다면, 오피오이드 회전(opioid rotation)을 고려해 볼 수 있다. 오피오이드 회전은 현재 투약 중인 마약성 진통제를 같은 계열의 다른 약물로 대체 투여해 진통효과는 유지하면서, 동시에 마약성 진통제의 대사체 누적으로 인한 신경독성이 발생할 수 있는 위험을 낮추는 치료 전략을 말한다. 오피오이드 회전과 함께 섬망을 유발한 것으로 생각되는 마약성 진통제를, 섬망의 발생위험이 상대적으로 낮은 것으로 알려진 마약성 진통제로 변경 투여하는 것도 도움이 될 수 있다. 일반적으로 pethidine(meperidine)의 섬망 발생위험이 가장 높으며, morphine, fentanyl, oxycodone 순으로 위험도가 낮아지는 것으로 알려져 있다.

(2) 신체기능 관련 요인의 검토 및 조절

여러 신체 관련 감염(요로감염, 호흡기계감염, 연조직감염, 카테터 관련 감염) 여부를 평가하고, 감염이 있다면 이를 치료한다. 특히, 섬망이 있는 환자는 흡인(aspiration)의 발생위험이 있기 때문에 환자의 삼킴기능을 모니터링하고 흡인성 폐렴의 발생 여부도 확인하도록 한다. 전해질 수치를 평가하고 이상이 있다면 이를 교정하며, 전해질 이상이 유발된 원인을 찾아 치료한다. 영양결핍과 탈수 여부를 확인하고, 식사량을 확인하여 영양결핍이 되지 않도록 하며, 수분섭취량을 확인하여 탈수가 의심될 경우 이를 교정한다. 배변과 배뇨가 적절히 이루어지는지 확인하고 이상이 있는 경우 이를 개선하도록 한다.

(3) 지남력 제공

지남력 제공에는 가족이나 간병인의 개입이 중요하다. 가족이나 간병인에게 섬망을 관리하는 데 지남력 제공의 필요성과 중요성을 전달하여, 환자를 돌보면서 현재의 치료 상황, 장소, 시간과 관련된 정보를 지속적으로 전달할 수 있도록 한다. 또한, 시계나 달력을 환자가 잘 볼 수 있는 곳에 놓아 환자 스스로 지남력을 확인할 수 있게 한다. 환자의 가족에게 환자가 병전에 안경이나 보청기를 사용하였을 경우, 이를 유지하도록 하여 환자가 감각박탈이 되지 않도록 한다.

(4) 강박의 제한적 적용 및 조기 움직임 격려

신체강박은 제한적으로 사용한다. 신체강박은 그 자체로 섬망을 악화시키거나 지속시킬 수 있으며, 신체손상이 가해질 위험이 있다. 따라서, 약물치료를 포함한 여러 중재의 적용에도 불구하고 환자의 행동이 통제되지 않아 신체의 손상이 발생할 위험이 높다고 판단될 경우에 한하여 필요한 최소의 시간 동안 적용한다. 그러나 섬망이 동반된 중환자실 입원환자의 경우, 기도삽관이나, 동맥, 정맥의 카테터 등을 제거할 위험이 있어 강박이 불가피한 상황이 있을 수 있다. 이러한 경우, 생명유지를 위한 기구의 적용이 필요한 시기까지만 강박을 적용하여 강박 사용의 기간을 최소화하고, 강박으로 인한 신체손상이 최소화되도록 주의 깊게 모니터링한다.

조기 움직임은 섬망의 지속 기간을 감소시킬 수 있는 것으로 보고되고 있다. 가능하다면 환자를 누워있게 하기보다는 앉아 있게 하고, 조기에 보행을 시키며, 관절운동가동범위의 운동을 하도록 하여 근육의 위축을 방지하고 욕창의 발생위험을 줄이도록 한다.

(5) 환경요인의 개선

환자의 일주기리듬이 회복될 수 있도록 병실 환경을 개선시킨다. 낮 동안에는 빛이 잘 들어오게 하여 환자가 깨어 있도록 하고, 알람 등 기계 소음을 최소화시킨다. 야간에는 조용하고 적당히 어두운 환경을 조성하여 안정적인 수면을 취할 수 있도록 한다.

〈표 4〉 섬망 치료의 기본원칙

기본원칙	내용
투여 중인 약물의 조정	섬망 유발 고위험 약물의 감량, 변경, 중단 투여 중인 약물의 최소화
신체 관련 요인 조절	감염 여부와 전해질 이상의 평가와 치료 영양결핍과 탈수의 방지와 조절 배뇨, 배변기능의 확인과 조절 움직임 및 보행 격려
지남력 제공	가족이나 간병인의 개입 필요 지남력의 지속적 제공 안경과 보청기 착용을 통한 감각의 유지
강박의 제한적 적용, 조기 움직임 격려	꼭 필요한 경우에 한하여 최소의 시간동안 적용 강박으로 인한 신체손상의 발생 여부를 정규적으로 확인 누워있기보다는 앉아 있도록 함 조기 보행 및 관절운동가동범위 운동 시행
환경요인의 개선	밤과 낮이 구분될 수 있도록 채광조절 조용하고 안정된 환경 제공 기계 소음의 최소화

권고: 섬망 발생 후 일반적 원칙에 따른 중재
섬망 발생 후 일반적 원칙에 따른 중재를 지속적으로 시행해야 한다. [D]

권고: 섬망 환자의 신체강박 적용
강박은 섬망의 유발요인이 될 수 있으므로 약물치료 등으로 행동문제를 조절하기 위한 노력에도 불구하고 낙상 및 자타해 위험이 지속될 경우 제한적으로 사용한다. [D]

2) 섬망의 약물치료

(1) 도입

항정신병약물은 섬망 증상의 조절을 위하여 가장 흔히 사용되는 약물이다. 그러나 FDA에서는 항정신병약물을 아직 섬망 치료제로 승인하지 않았으므로, 임상에서는 항정신병약물을 오프라벨(off-label)로 치료에 이용하고 있다. 이러한 상황은 항정신병약물의 섬망 치료 효과에 관한 연구들이 상반된 결과들을 보고하고 있는 것에서 기인한다. 최근 시행된 메타분석연구와 코크란 리뷰에서 항정신병약물을 이용한 섬망의 치료는 환자의 입원 기간, 섬망의 중증도, 사망률을 낮추지 못하는 것으로 보고하였다. 그러나 다른 메타분석연구에서는 섬망 환자에게 항정신병약물을 사용하였을 때, 위약이나 통상적인 치료를 받은 경우보다 섬망의 중증도가 개선됨을 보고하였다.

이처럼 연구결과들이 일관되지 못하는 것에는 각 연구들의 참여자 집단의 이질성, 작은 표본 수, 약물 부작용에 대한 불명확한 평가, 섬망 아형의 불명확한 분류, 타약물 사용 통제의 제한성 등이 영향을 미치는 것으로 판단된다. 또한, 메타분석에서 사용한 연구들의 항정신병약물의 투여 방식에도 한계가 있다. 섬망의 치료에는 항정신병약물의 병용 투여나 변경이 도움이 될 수 있으나, 분석에 사용된 연구들은 모두 한 종류의 항정신병약물을 일정 범위의 용량에서 단독투여하며 치료 효과를 위약과 비교한 연구들이다. 실제로 섬망이 동반된 중환자실 환자에게 haloperidol과 quetiapine을 병용하여 필요한 만큼의 용량으로 투여한 연구에서는, haloperidol 단독 투여에 비하여 섬망의 회복 기간이 단축되고, 초조가 감소하며, 퇴원하여 요양기관이 아닌 집으로 가는 비율이 높았다. 여러 가이드라인과 근거 수준이 높은 저널들에서도 여전히 섬망의 치료를 위한 항정신병약물 사용의 유용성이나 필요성을 부정하지 않고 있다. 이에 섬망의 약물치료와 관련하여 근거 수준이 높은 문헌을 통해 보고된 일반적인 결과들을 본 장에 정리하였다. 그러나 현재까지 발표된 연구결과들만으로 임상현장에서 섬망 환자의 진료에 적용하기에는 세부적인 사항들이 많이 부족하다. 이를 보완하기 위해 섬망의 약물치료와 관련된 세부 사항 중 일부를 '섬망 관리지침 개발 전문가위원회'를 통해 결정하였고, 이와 관련된 부분은 제목이나 문장의 말미에 * 표시를 덧붙여 전문가위원회의 의견임을 명기하였다.

(2) 치료 약물

각 약물의 약리학적, 임상적 특성과 사용 시 주의사항 등은 「부록 — 섬망의 치료에 사용하는 약물의 세부사항」에 추가로 정리해 놓았다.

① 항정신병약물(Antipsychotics)

섬망을 조절하기 위한 1차 치료제(first-line pharmacologic approach)는 항정신병약물(haloperidol, olanzapine, risperidone, quetiapine, aripiprazole)이다. 대뇌의 도파민 과잉과 콜린의 결핍으로 인한 불균형이 섬망의 주요 신경병리 기전으로 알려져 있으며, 섬망의 치료에 도파민 차단 효과가 있는 항정신병약물을 사용하는 것은 이에 근거하고 있다.

i. Haloperidol

최근 다양한 종류의 비전형항정신병약물들이 섬망의 치료에 사용되고 있으나, 장기간에 걸친 임상경험과 연구결과 그리고 약물의 안전성(safety)과 효능성(efficacy)을 고려하였을 때, 섬망 치료의 1차 선택 약(drug of choice, DOC)은 여전히 저용량의 haloperidol이다. haloperidol은 섬망의 개선에 가장 근거 수준이 높은 약물로 저활동형, 과활동형 섬망에 모두 사용할 수 있다. 코크란 리뷰에서도 haloperidol을 섬망의 치료 시 먼저 고려하고[DOC], 환자가 haloperidol에 민감성이 있거나 사용이 부적합할 경우, 2세대 항정신병약물을 대안으로 고려할 것을 권하였다. 저용량의 haloperidol(〈3.5mg/day)은 2세대 항정신병약물과 비교하여 추체외로 부작용의 발생위험이 높지 않으며, 항콜린효과와 항히스타민효과가 크지 않아 과진정될 가능성도 작다. 단, 섬망이 발생한 환자가 파킨슨병이나 루이소체 치매가 동반되어 있는 경우에는 haloperidol을 우선적으로 사용하지 않는다.

ii. Olanzapine, Quetiapine, Risperidone

항정신병약물들을 비교했을 때, 섬망의 치료 효과에 있어 통계적으로 더 우수한 결과를 보인 항전신병약물은 없으며, olanzapine, risperidone, quetiapine은 모두 섬망 증상의 개선에 유의미한 효과를 보였다. Olanzapine은 진정작용이 강하여 초조를 동반한 과활동형 섬망 환자의 증상 개선에 효과적일 수 있으며, 항구역 작용이 있어 구역이 있는 암환자의 섬망 치료 시 도움이 될 수 있다. Quetiapine은 항정신병약물 중 추체외로 부작용의 발생위험이 가장 낮아, 파킨슨병이나 루이소체 치매가 있는 환자의 경우 섬망 치료의 첫 번째 투여 약물로 고려하여 볼 수 있다. Risperidone도 haloperidol, olanzapine과 마찬가지로 섬망의 개선에 동등한 효과가 있다. Olanzapine, quetiapine, risperidone은 haloperidol보다 진정효과가 강하여 초조를 동반한 섬망의 조절에 도움이 될 수 있다. 그러나 이처럼 진정효과가 있는 항정신병약물은 저활동형 섬망에 일반적으로 사용하지 않는다.

iii. Aripiprazole

Aripiprazole은 아직 관련 연구가 많지 않으므로 다른 항정신병약물과 비교하여 근거 수준이 높지는 않다. 그러나, haloperidol과 유사한 수준의 섬망 치료 효과가 있는 것으로 보고되고 있으며, 특히 과활동형 섬망보다는 저활동형 섬망의 개선에 더 도움이 된다고 보고되고 있다. Aripiprazole은 불면, 피로, 안절부절못함과 같은 부작용이 있을 수 있으며, 오히려 초조와 공격성이 악화될 수 있어 사용에 주의를 요한다.

② 비항정신병약물(non-antipsychotics)

항정신병약물을 이용한 섬망의 치료에 반응이 제한적일 경우 비항정신병약물을 항정신병약물에 병용하여 사용한다.

i. Valproate

Valproate는 항경련제, 기분조절제로서 간질과 조울증의 치료에 주로 사용되는 약물이지만, 최근 과활동형 섬망과 혼재형 섬망의 증상 조절에 도움이 되는 것으로 보고되고 있다. Valproate는 기분 변동, 충동성, 공격성, 알코올 금단 증상의 조절을 위하여 사용하는 약물이므로, 뇌손상에 동반된 행동문제가 있는 환자의 섬망이나 알코올 금단 증상에 의한 섬망 치료에도 도움이 될 수 있다. 그러므로 valproate는 항정신병약물 투여에 의해 호전이 제한적인 과활동형, 혼재형 섬망 환자의 증상 개선을 위하여 항정신병약물의 보조 치료제로 병용하여 투여해 볼 수 있다.*

ii. Clonazepam*

Clonazepam은 항근간대경련 효과와 lithium과 유사한 정도의 기분조절제로서의 효과를 가지는 것으로 보고되었고, 실제 임상에서 경련과 조울증 치료의 보조제로 사용되고 있다. Clonazepam을 valproate와 lorazepam의 중간 정도의 특성을 가진 약물로 섬망 치료에 시도해 볼 수 있지만, 아직 섬망 조절 효과에 대한 연구 보고는 없다.

iii. Lorazepam

근거 수준이 높은 섬망 관련 문헌들은 lorazepam을 섬망 악화 및 유발의 독립적인 위험인자이며, 과진정, 호흡억제 등을 유발할 수 있어 알코올 금단성 섬망이나 벤조디아제핀 금단성 섬망에만 한정적으로 사용하는 것을 제안하고 있다. Lorazepam은 주사제로 투여할 수 있어 초조를 동반한 섬망 환자에게 haloperidol에 병용하여 투여할 경우, 빠른 진정효과를 볼 수 있다. 그러므로, 초조를 동반한 섬망 환자를 빨리 진정시킬 필요가 있을 때, 특히 항정신병약물에 반응이 제한적인 경우, haloperidol과 lorazepam을 병용 투여하여 볼 수 있다.

iv. Trazodone

Trazodone은 과진정, 항콜린 작용, 추체외로 작용의 위험이 낮아 섬망 치료의 보조제로 사용할 수 있다. 일부 연구들에서는 저용량의 trazodone이 섬망의 중증도 특히, 수면주기 이상, 정서적 불안정, 초조 증상의 개선에 도움이 된다고 보고하였다. 그러므로, 환자가 소량의 항정신병약물 투약에도 추체외로 증상 등의 부작용이 나타나거나 과진정이 발생할 경우, 수면과 진정을 위하여 trazodone을 투여해 볼 수 있다.

v. Melatonin

Melatonin은 일주기리듬의 이상과 수면 유지의 어려움이 있는 섬망 환자에게 도움이 될 수 있고, ramelteon이 과활동형 섬망의 개선에 도움이 된다는 연구들이 있지만, 아직 일반화하기에는 근거 수준이 부족하다. Melatonin은 trazodone과 마찬가지로 신체기능의 저하로 약물 투약이 어렵거나 항정신병약물이나 벤조디아제핀에 의해 쉽게 과진정이 발생할 경우, 수면의 개선을 위해 보조제로 사용해 볼 수 있다.

vi. Methylphenidate

완화치료 병동에 입원 중인 환자 중 haloperidol이나 aripiprazole 투여에 반응하지 않는 저활동형 섬망 환자에게 methylphenidate 2.5~5mg을 아침 식후나 점심 식후에 투여하면 도움이 될 수 있다. 실제로 저활동형 섬망 상태에 있는 완화치료 환자들에게 methylphenidate를 투여했을 때, 인지기능과 의사소통 능력의 개선에 도움이 된다는 연구들이 있다. 그러나 저활동형 섬망의 개선과 관련하여 명확한 근거가 될 만한 연구결과는 아직 없으며, 소량의 정신자극제도 섬망의 증세를 악화시킬 수 있어 주의를 요한다. 또한, 완화치료 병동에 입원 중인 환자의 저활동형 섬망과 종합병원에 입원 중인 환자의 저활동형 섬망은 병태생리가 다를 수 있다는 점을 고려할 필요가 있다.*

〈표 5〉 섬망의 치료 약물

항정신병약물	haloperidol(DOC), olanzapine, quetiapine, risperidone, aripiprazole
비항정신병약물	valproate, clonazepam, lorazepam, trazodone, melatonin, methylphenidate

(3) 투약의 일반적 원칙

섬망의 약물치료는 섬망 관리의 일반적 원칙이 선행되었더라도 섬망의 개선이 제한적일 경우, 섬망 관리의 일반적 원칙에 병행하여 시행한다. 섬망의 치료를 위한 항정신병약물 사용의 기본원칙은 저용량으로 투약을 시작하여 원하는 효과를 얻을 때까지 필요한 만큼 1일 총 투여 권장용량의 범위 내에서 단계적으로 증량 투약하는 것이다. 약물은 일반적으로 저녁이나 자기 전에 정규 투약하며, 필요에 따라 낮에도 투약할 수 있다. 약물의 투여 용량은 효과가 있는 최소용량으로 증상을 조절하는 것을 원칙으로 하며, 환자가 약물에 부분적 반응(partial response)이 있다고 판단될 경우, 1일 최대 권장 용량의 범위 내에서 단계적으로 약물을 증량하여 투여한다. 투약 후 반응이 부족하다고 판단될 경우, 항정신병약물을 교체해 보거나, 다른 항정신병약물을 병용 투여 하도록 한다. 증상이 호전될 경우 일정 기간 동안 동일한 용량을 유지하며, 호전된 상태가 지속될 경우 단계별로 약물을 감량하여 증상 조절에 필요한 최소용량을 투여한다. 약물 투여로 인해 부작용이 발생한 것으로 판단되면 약물의 용량을 감량하거나 교체한다.

(4) 투여 약물의 용량

치료 효과가 있는 항정신병약물의 용량은 개인에 따라 차이가 크므로, 저용량으로 투약을 시작하여 효과와 부작용을 관찰하면서 적정용량으로 맞추어 간다. Haloperidol 0.75mg, olanzapine 1.25mg, quetiapine 12.5mg, risperidone 0.25mg을 섬망 조절을 위한 첫 투여 용량으로 고려해 볼 수 있으며, 환자의 대사기능이 저하되었다고 판단될 경우 더 낮은 용량으로 투약하는 것도 가능하다. 항정신병약물 투약 후 부분적으로 반응이 있다고 판단될 경우 단계별로 증량이 가능하나, 섬망의 치료를 위하여 사용하는 항정신병약물도 고용량의 약물을 사용할 경우 항콜린 독성과 중추신경계 진정작용이 나타나 섬망을 악화시킬 수 있으므로 주의를 요한다. 이에 따라 섬망의 약물치료와 관련된 문헌들에서는 1일 최대 권장 용량을 정하여 해당 범위 내에서 약물을 사용할 것을 권고하고 있다. 이와 관련한 문헌들에서 제시하는 약물의 투여 시작 용량은 대부분 저용량으로 일치하나, 1일 최대 권장사용량은 문헌 별로 비교적 큰 차이를 보이고 있다. 이에 본 저자들은 〈표 6〉에 각 문헌에 기술된 투여 시작 용량과 1일 최대 권장 용량의 범위 등을 통합하여 나타내고, 본 '섬망 관리지침 개발 전문가위원회'에서 결정된 용량은 * 표시를 덧붙여 제시하였다. '섬망 관리지침 개발 전문가위원회'가 결정한 1일 최대 권장 용량의 범위는 일반적인 섬망 환자를 기준으로 하며, 환자의 상태와 치료 목적에 따라 본 위원회가 결정한 1일 최대 권장 용량보다 더 높은 고용량의 약물을 사용할 수 있다. 증상이 호전될 경우 일정 기간 동안 동일한 용량을 유지하며, 호전된 상태가 지속될 경우 단계별로 약물을 감량하여 증상 조절에 필요한 최소용량을 투여한다. 투약으로 인해 부작용이 발생한 것으로 판단되면 약물 용량을 감량하거나

〈표 6〉 섬망의 치료에 사용하는 약물

약물	투여 시작 용량	1일 최대 권장 용량	투여경로	진정효과	QTc 간격연장	약물 사용 시 주의사항	약물의 임상적 특징
Haloperidol	0.25~1mg (0.25~1mg)*	3~30mg (5~10mg)*	경구, 주사제	경도	경구: 경도 근육주사: 경도 정맥주사: 중등도	3.5mg 초과 투여 시 추체외로증상 발생위험 증가	활동성, 저활동형 섬망 모두 사용 가능, 항구역 효과, 초조 증상에 lorazepam 0.5~1mg과 같이 투여 가능
Olanzapine	2.5~5mg (1.25~2.5mg)*	10~20mg (5~10mg)*	경구, 구강붕해정	중등도	경도	추체외로증상 발생위험, 항콜린작용	과활동형 섬망에 투여, 식욕자극 및 항구역 효과, 저활동형 섬망 악화 가능
Quetiapine	12.5~25mg (6.25~12.5mg)*	50~800mg (100~200mg)*	경구	고도	경도	추체외로증상 발생위험, 과진정 발생위험, 기립성저혈압 발생위험	과활동형 섬망에 투여, 상대적으로 낮은 추체외로증상 발생위험, 파킨슨증후군 환자에게 투여 가능
Risperidone	0.25~0.5mg (0.25~0.5mg)*	3~6mg (2mg)*	경구, 구강붕해정	중등도	경도	추체외로증상 발생위험, 기립성저혈압 발생위험	과활동형 섬망에 투여, 경구 투여 및 구강붕해정 투여 가능
Valproate	125~250mg (125~250mg)*	60mg/kg (500~1000mg)*	경구 (알약, 시럽), 주사제	중등도	없음	간질환자에게 주의, 혈소판, 암모니아, 간수치 확인 필요	과활동형, 저활동형 섬망의 조절, 섬망에 동반하여 알코올 금단, 외상성 뇌손상, 기분장애가 있는 경우 관련 증상들을 포괄하여 조절 가능
Lorazepam	0.25~1mg (0.25~0.5mg)*	2~4mg (2~4mg)*	경구, 주사제	초고도	없음	역설적 초조, 폐 기능 억제, 섬망악화	항정신병약물과 병용 투여, 과활동형 섬망에 사용

기존의 지침들(N ENGL J MED 377;15,2017., Am J Psychiatry 176:10,2019., JAMA 2017;318:1161-1174., Curr. Psychiatry Rep 2015;17:13., Clevel. Clin. J. Med 2017; 8:84., Cancer Care Ontario's Symptom Management Guide-to-Practice: Delirium, Delirium in adult cancer patients: ESMO Clinical Guidelines, J Clin Oncol 2012;30:1206.)을 참고하여 작성.

* 전문가위원회가 제안하는 투여 시작 용량과 1일 최대 권장 용량

교체한다. 벤조디아제핀은 항정신병약물과 비교하여 섬망 증상의 개선 효과가 부족하며, 오히려 섬망을 유발, 악화시킬 수 있으므로 필요한 경우에 한 해 항정신병약물의 보조제로 저용량 사용한다.

(5) 구강붕해정(orally disintegrated tablet) 사용

섬망 진료 시 환자의 신체기능 저하, 금식, 섬망 증상으로 인하여 경구투여가 어렵거나, 통증, 악액질(cachexia), 혈소판감소증 등으로 근육주사제 사용이 어려운 경우가 종종 있다. 이러한 경우 구강붕해정 투여가 도움이 될 수 있다. 국내에서는 olanzapine과 risperidone이 구강붕해정으로 출시되고 있어 사용할 수 있다.

(6) 주사제 사용

경구 투여가 불가능하거나 빠른 효과가 필요한 경우에는 주사제를 사용할 수 있다. 주사제 사용이 가능한 섬망 치료 관련 약물은 haloperidol과 lorazepam이 있다. 섬망 증상의 개선을 위해 haloperidol(1~2.5mg IM)을 단독 사용하거나, haloperidol에 lorazepam(0.5~1mg IM)을 병용하여 사용할 수 있다. haloperidol과 lorazepam의 병용 투약은 심한 초조 증상이 동반된 섬망 환자의 증상 개선에 haloperidol 단독 투여보다 도움이 될 수 있다. haloperidol 단독 혹은 haloperidol과 lorazepam 주사제 병용 투여 후 효과가 부족할 경우, 최소 30분의 간격을 두고 추가로 투여할 수 있다. 이때 가능하면 하루 haloperidol은 5mg, lorazepam은 2~4mg을 넘지 않도록 하며, 과량 투여 시 과진정이나 섬망 악화 등이 발생할 수 있어 주의해야 한다.

(7) 증상 호전 후 약물 사용의 중단

① 항정신병약물 사용의 안전성

FDA에서는 치매가 동반된 노인환자에게 항정신병약물(전형, 비전형)을 장기간 투약할 경우, 심장질환이나 감염에 의해 사망위험이 증가할 수 있어 항정신병약물의 사용에 주의하여야 함을 경고하고 있다. 이로 인하여 섬망이 동반된 노인환자에게 항정신병약물을 사용하는 것에 대한 논란이 있다. 그러나 치매환자의 정서행동문제 조절을 위해 장기간 항정신병약물을 사용하는 것과 입원 환경에서 섬망 증상의 조절을 위해 단기간 저용량의 항정신병약물을 사용하는 것은 투여 기간상의 차이가 있으므로, 이러한 결과를 섬망 환자에게 동일하게 적용할 수는 없다. 또한, 섬망의 치료를 위한 항정신병약물 사용의 위험성 여부를 검토한 연구들이 있으나, 일반화할 수 있는 대규모 연구는 아직 없으며 연구결과들도 상이하다. 입원 기간 중 섬망이 동반된 노인환자에게 항정신병약물을 사용할 경우, 사망 위험이 올라가지 않는다는 연구가 있으나, 섬망이 동반된 완화치료 환자를 대상으로 한 연구에서는 위약을 투약한 군이 haloperidol을 사용한 군보다 생존율이 높은 것으로 보고한 연구도 있다. 따라서 아직 노인 섬망 환자에게 항정신병약물을 사용하는 것이 사망위험을 증가시킨다는 근거는 없으나, 항정신병약물의 장기 사용에 의한 사망위험의 증가를 예방하기 위하여 섬망 상태가 충분히 호전되었다고 판단될 경우, 투약을 감량하여 중단하도록 한다.

② 약물의 단계별 감량 및 중단

섬망의 약물치료로 환자의 상태가 호전되었더라도 환자는 아증후군 섬망 상태일 가능성이 있으므로, 약물의 감량 및 중단은 환자의 섬망이 충분히 호전되었다고 판단된 이후 단계별로 감량하여 중단해야 한다. 취약요인과 촉발요인이 많지 않은 섬망 환자들은 퇴원을 앞둔 상황이 되면 촉발요인이었던 내·외과적 상태가 개선되면서 섬망도 같이 호전되는 경우가 많으며, 환자가 퇴원하여 집으로 돌아갈 경우, 익숙한 환경으로 인한 지남력 개선과 감각박탈의 감소로 섬망이 빠르게 개선될 가능성이 있다. 이러한 경우, 입원 기간 중 약물을 감량하거나 중단해 볼 수 있으며, 퇴원 후 단기간에 약물을 감량하여 중단할 수도 있다. 그러나 여러 가지 취약요인과 촉발요인을 가진 고령의 환자나 상급의료기관에서 중증질환 치료를 받고 다른 종합병원이나 요양병원, 요양원 등으로 전원되는 환자들은, 퇴원 시점에도 여전히 섬망이 동반되어 있거나 아증후군 섬망 상태인 경우가 많다. 그러므로 급성기 치료 후 퇴원하는 환자가 섬망에서 완전히 관해(remission)되었다고 판단하기 어려운 경우, 섬망 조절에 도움이 된 약물을 퇴원 후 일정 기간 유지하게 하고, 외래 진료 시 수주에 걸쳐 환자의 상태를 확인 후 단계별로 약물을 감량하여 중단하는 것을 권한다.

권고: 섬망의 약물치료

섬망의 치료 시 저용량의 haloperidol이나, olanzapine, quetiapine, risperidone을 단기간 사용하는 것을 고려할 수 있다. [B]

권고: 섬망 환자의 행동문제 조절
항정신병약물만으로 섬망의 행동문제가 조절되지 않을 경우, haloperidol과 lorazepam을 주사제제로 병용 투여하며 조절한다. [D]

(8) 약물 사용 시 주의사항

① 항정신병약물

일반적으로 섬망을 치료하는 데 사용되는 항정신병약물은 저용량으로 투여되므로, 부작용 발생의 위험이 높지는 않다. 그러나 섬망 환자의 대부분이 대사기능이 저하된 노인인 점을 고려하여, 부작용의 발생 여부에 대한 면밀한 검토가 필요하다. 특히 여러 내과적 질환이 동반된 고령의 환자에게 항정신병약물을 사용할 경우, 일반적인 경우보다 부작용이 더 쉽게 발생할 수 있으므로, 항정신병약물로 인하여 발생 가능한 부작용에 대해 주의 깊게 모니터링해야 한다.

i. 추체외로(extrapyramidal symptoms)증상

추체외로증상은 항정신병약물의 사용으로 인하여 발생하는 대뇌기저핵(basal ganglia)의 기능장애를 말한다. 추체외로증상에는 정좌위불능증(안절부절못함), 근육긴장이상(dystonia), 파킨슨증후군, 삼킴곤란 등이 있다. 이러한 추체외로증상이 섬망 환자에게 발생할 경우, 불안, 초조, 인지저하를 더욱 악화시킬 수 있으며, 기도막힘, 흡인성 폐렴 등이 발생할 수 있어 주의를 요한다. 추체외로 부작용은 일반적으로 투여 중인 항정신병약물의 용량을 감량하거나 중단하면 수일 내에 증상이 호전되다.

ii. QTc 간격연장(QTc prolongation)

항정신병약물의 사용에 의한 QTc 간격연장은 흔히 관찰된다. 항정신병약물은 일반적인 경구 투여 용량으로 사용 시, 평균적으로 haloperidol 4.7ms, olanzapine 6.4ms, risperidone 10ms, quetiapine 14.5ms의 QTc 간격을 연장시킨다. 실제 항정신병약물 투약에 의한 QTc 간격연장으로 torsade de pointes가 발생하는 경우는 드물지만, torsade de pointes가 발생할 경우, 급사할 수 있어 이에 대한 주의를 요한다. 그러므로 항정신병약물을 사용하기 전과 후, ECG를 확인하여 QTc 간격연장은 없는지, QTc 간격이 늘어나지는 않았는지 정규적으로 확인해야 한다. QTc 간격연장은 QTc 간격이 450ms 이상인 상태로 정의된다. 항정신병약물을 사용하려는 환자가 QTc 간격이 450ms에서 500ms 사이에 있는 경우, ECG 촬영을 반복적으로 시행하여 항정신병약물에 의해 QTc 간격연장이 악화되지는 않았는지 평가해야 한다. 항정신병약물의 투약 전이나 후에 QTc 간격이 500ms 이상이 될 경우, QTc 간격에 영향이 없거나 작은 다른 약물로 변경하고 이후 ECG 촬영을 통해 변화 여부를 확인해야 한다. Haloperidol은 경구나 근육주사(IM)로 투여할 경우, 상대적으로 QTc 간격연장의 위험이 높지 않으나, haloperidol을 정맥주사(IV)로 투여할 경우 QTc 간격연장의 위험이 유의미하게 높아진다. 그러므로 가능하면 근육주사로 사용하는 것이 안전하며, 정맥주사가 불가피할 경우, 투여 후 ECG를 통해 QTc 간격의 변화 여부를 확인해야 한다.

이와는 다르게 aripiprazole은 QTc 간격연장을 거의 일으키지 않으며, 오히려 QTc 간격을 축소시키는 것으로 메타분석에서 보고되어 상대적으로 심장에 안전한(cardiac safe) 것으로 생각된다.

iii. 골수억제

항정신병약물은 잠재적으로 골수억제 효과가 있는 것으로 생각된다. 항정신병약물 사용과 백혈구감소증(leukopenia), 호중성구감소증(neutropenia), 무과립구증(agranulocytosis)의 연관성을 보고한 사례들이 있다. 그러므로 항정신병약물 사용 후 혈액학적 이상이 발생할 경우, 해당 약물의 투여 중단이나 변경을 고려할 수 있다.

iv. 간수치 상승

항정신병약물을 투여받은 환자에게서 무증상의 경한 간수치 상승이 있는 경우가 있다. 그러므로, 항정신병약물 투여 전과 후에 간기능검사를 시행하는 것이 필요하다.

v. 낙상위험 증가

항정신병약물을 사용할 경우 기립성저혈압, 보행 이상, 진정 등으로 낙상과 골절의 위험이 증가할 수 있는 것으로 알려져 있다. 특히 치매에 동반된 행동문제가 있는 노인에게 항정신병약물을 사용하는 것은 낙상의 취약요인으로 알려져 있으며, 고용량의 항정신병약물을 사용할 경우 낙상의 위험이 증가하는 것으로 보고되었다. 그러므로 항정신병약물의 사용 시 환자의 낙상 발생 가능성에 주의를 기울여야 하며, 가능하면 효과가 있는 최소용량을 사용하도록 한다.

② 벤조디아제핀

섬망의 초조 증상을 조절하기 위하여 벤조디아제핀을 단독으로 사용하는 것은 항정신병약물을 사용하는 것과 비교하여 효과가 부족하며, 오히려 섬망이 악화되거나 과진정, 역설적 초조, 호흡억제 등이 발생할 수 있어 주의를 요한다. 단, 초조를 동반한 섬망 환자에게 항정신병약물과 병용하여 저용량의 벤조디아제핀을 사용할 경우, 환자의 초조 증세를 개선하는 데 유의미하게 도움을 줄 수 있다. 그러므로 알코올 금단성 섬망이나 약물 금단성 섬망을 제외하고는 벤조디아제핀은 섬망 치료를 위해 단독으로 사용해서는 안 되며, 일반적으로 섬망 치료에서는 항정신병약물의 보조제로 항정신병약물과 병용하여 저용량으로 투여한다.

(9) 섬망 치료를 위한 약물 사용의 실제

실제 임상에서 섬망의 약물치료를 시행하는 경우, 약물에 대한 치료 반응의 정도와 부작용의 발생 여부에 따라 약물을 변경하거나 병용 투약하는 경우가 많다. 동일한 종류의 약물과 용량이라도 환자에 따라 약물에 의한 치료 반응이나 부작용의 발생 정도가 다르므로 약물 반응에 따라 투여 약물을 변경하는 것은 섬망의 조절에 효과적인 전략이 될 수 있다. 병용 투약은 치료자가 우선적으로 조절이 필요한 섬망 증상과 개별 약물의 치료적 특성을 고려해 약물을 선택할 수 있게 하므로 증상을 효율적으로 개선시킬 수 있다. 뿐만 아니라 한 가지 약물을 단독으로 고용량 사용함으로써 발생하는 부작용의 위험도 낮출 수 있다. 그러나 관련 연구 문헌에서는 약물의 변경과 병용 투약하는 것이 도움이 될 수 있음을 언급하고 있을 뿐, 이와 관련된 세부적인 방법이나 판단기준이 공개되어 있지 않다.

따라서 「섬망 치료를 위한 약물 사용의 실제」에서는 섬망의 약물치료 과정에 대한 이해를 돕기 위해, '증상의 평가' '치료 반응에 대한 평가' '투약 조절의 기본 전략'에 대해 전달하고자 한다. '증상의 평가'는 3D-CAM의 평가기준을 근거로 기술했으며, '치료 반응에 대한 평가' '투약 조절의 기본 전략'은 현재까지 문헌을 통해 보고된 약물 사용의 원칙들과 본 '전문가위원회'에서 합의된 사항을 포괄해 서술하였다.

① 증상의 평가

i. 기본원칙

환자의 섬망에 대한 CAM 알고리즘[(1) 급격한 발생 또는 변동성 경과 (2) 주의력장애 그리고 (3) 와해된 사고 또는 (4) 의식수준의 변화]에 근거한 평가는 섬망의 진단을 위해 필요할 뿐 아니라, 향후 투여 약물의 선택과 투여 약물에 대한 치료 반응을 판단하기 위해서도 중요하다. 이를 위해 약물치료를 통해 조절이 필요한 증상과 그 양상을 세부적으로 평가하고 기록하여, 약물 투여 후 증상의 개선 여부를 판단할 수 있는 기준이 되도록 한다.*

ii. 세부사항

환자에게 나타나는 섬망 증상들의 종류와 중증도를 의무기록에 작성하여, 투약 후 호전 여부의 기준지표로 삼도록 한다. CAM 알고리즘을 문진과 관찰을 통해 평가하는 3D-CAM의 진단 과정을 간단히 소개하면 다음과 같다. 먼저, 정신상태의 급성 변화(acute onset) 또는 변동성 경과(fluctuating course)가 있는지 확인한다. 환자와 의사소통이 가능하다면, 24시간 이내에 혼돈(confusion)스럽거나 현실이 아닌 것 같은 생각, 환각의 유무를 문진하면서 동시에 의식수준, 주의력, 사고의 변동성은 없는지 관찰한다. 의식상태의 급성 변화(acute change in mental status)와 관련된 증거가 명확하지 않다면, 환자의 의무기록이나 보호자, 의료진에게 이를 확인한다. 다음으로 주의력장애(inattention)를 평가하기 위하여 요일이나 달의 순서를 거꾸로 말해보도록 하며, 면담 시 지시나 질문에 대한 대답을 따라가지 못하지는 않는지, 외부 자극에 쉽게 주의가 산만해지지는 않는지 관찰한다. 다음으로 와해된 사고(disorganized thinking)를 평가하기 위하여 지남력(시간, 장소, 사람)을 확인하면서 동시에 사고의 비논리성, 사고과정의 이상(tangential, conversation rambling), 발화의 제한성 여부 등을 관찰한다. 마지막으로 의식수준의 변화(altered level of consciousness)를 확인하기 위하여 의식이 과각성되거나 저하되어 있지는 않은지 관찰한다.

② 치료 반응에 대한 평가*

i. 기본원칙

약물 투여 1~2일 후 「① 증상의 평가」에 제시된 내용을 동일하게 재평가하여 증상 개선의 정도를 평가한다. 그 결과에 따라 '반응 없음' '부분 반응' '충분한 호전'을 판단하며, 투여 중인 약물의 증량, 중단 및 변경, 병용 투여, 투여 유지를 결정한다. 또한, 약물 투여에 의해 추체외로 증상, 과진정 등의 약물 부작용이 발생하지는 않았는지 평가한다. 섬망은 여러 취약요인과 촉발요인에 의하여 발생하는 임상증후군으로, 의학적 상태가 호전되고 촉발요인들이 최소화되어야 개선될 수 있다. 따라서, 환자가 고령이거나 기저에 여러 질환을 가지고 있을 경우, 입원 기간 중 섬망의 완전한 호전을 기대하는 것은 어렵다. 그러므로 항정신병약물 사용에 의한 섬망 개선의 목표를 아증후군 섬망 상태가 사라진 '완전한 호전'으로 설정하기보다는 환자와 가족의 고통을 경감시키고, 내 · 외과적 치료를 유지할 수 있는 '충분한 호전'의 수준으로 설정하는 것이 적절하다. 섬망 증상을 완전하게 조절하려는 시도는 항정신병약물의 부작용 발생위험을 높일 수 있으며, 오히려 섬망의 중증도를 악화시킬 수도 있다.

ii. 세부사항

· 반응 없음

약물의 투여 전 평가한 섬망 증상들이 약물 투여 후 거의 변화가 없다고 판단되는 경우를 말한다. 이 경우 해당 약물을 증량하여도 섬망 증세에 유의미한 호전이 없을 가능성이 크다. 그러므로 현재 투여 중인 약물을 중단하고, 다른 항정신병약물을 다시 저용량으로 투여 후 같은 과정을 반복하여 해당 약물에 대한 치료 반응을 평가한다.

· 부분 반응

약물의 투여 전 평가한 섬망 증상들이 약물 투여 후 일부 호전되었다고 판단되는 경우를 말한다. 이 경우 해당 약물을 증량하면 증상의 추가적인 호전이 있을 가능성이 있으므로, 부작용의 발생이 없다면 해당 약물을 권장 용량의 범위에서 증량해 보고 증상의 추가적인 호전이 이루어지는지 재평가한다.

· 충분한 호전

약물의 투여 전 평가한 섬망 증상들이 약물 투여 후 충분히 개선되어 환자와 보호자의 고통이 줄고, 환자의 진료 유지에 어려움이 없을 정도로 개선된 상태를 말한다. 이러한 경우 일정 기간 동안 투약을 유지하며 재평가를 통해 섬망 치료제의 투여 중단 여부를 결정한다.

③ 투약 조절의 기본 전략

섬망의 조절을 위한 약물 투약 전략은 매우 다양하다. 아래에 투약 조절의 기본 전략을 정리하였다.

i. 첫 투여 약물의 선택

· 환자에게 처음으로 약물을 투여할 경우, 항정신병약물 중 치료적 효과와 안전성의 근거 수준이 가장 높은 저용량의 haloperidol을 1차 약으로 투여한다. 단, 과각성, 초조, 충동성, 공격성 등이 두드러져 빠른 진정이 필요하거나 파킨슨증후군 등으로 haloperidol을 사용하기 어려운 경우, olanzapine, quetiapine, risperidone과 같은 진정효과가 강한 항정신병약물을 고려해 볼 수 있다.

예) 섬망 진단 → haloperidol 0.75mg hs 투여

예) 파킨슨이 동반된 섬망 환자 → quetiapine 6.25mg hs 투여

· 환자가 금식 상태이거나 연하 기능 저하 등으로 경구 투약이 불가할 경우, olanzapine이나 risperidone 구강붕해정을 투여한다.

예) 금식 중인 환자의 섬망 → risperidone 구강붕해정 0.5mg hs 투여

· 섬망 증상의 빠른 조절이 필요한 경우, haloperidol 주사제를 투여할 수 있다. 투여 후 30~60분 후에도 치료 반응이 제한적인 것으로 판단되면 lorazepam 주사제를 사용한다.

예) 초조와 공격적 행동으로 빠른 조절이 필요한 환자 → haloperidol 1.25mg IM → 투여 30분 후 치료 반응: 호전 없음, 부작용: 없음 → haloperidol 1.25mg IM 추가 투여 → 투여 30분 후 치료 반응: 제한적 호전, 부작용: 없음 → lorazepam 1mg IM 투여

· 섬망으로 치료받은 병력이 있는 환자가 섬망이 재발한 경우, 과거에 투약 후 반응이 있다고 판단된 항정신병약물을 먼저 사용해 볼 수 있다.*

예) 과거 olanzapine 2.5mg에 증상의 호전을 보였던 환자 → olanzapine 1.25mg hs 투여

ii. 용량의 조절*

항정신병약물은 저용량으로 투여를 시작해야 하며, 효과가 있는 최소용량의 사용을 원칙으로 한다. 항정신병약물은 가능하면 본 지침(〈표 6〉 참고)에 제시된 1일 투여 용량의 범위 내에서 치료 반응에 따라 필요한 만큼 사용할 것을 권장한다.

· 투약 후 부분적으로 증상의 호전이 있으나 부족하다고 판단될 경우 증량해 본다.

예) 섬망 진단 → haloperidol 0.75mg hs 투약 → 치료 반응: 부분 호전, 부작용: 없음 → haloperidol 1.5mg hs로 증량

· 투약 후 증상의 호전이 있는 경우 투약을 일정 기간 유지한다.

예) 섬망 진단 → haloperidol 0.75mg hs → 치료 반응: 부분 반응, 부작용: 없음 → haloperidol 1.5mg hs로 증량 → 치료 반응: 호전, 부작용: 없음 → haloperidol 1.5mg hs 투여 유지

· 증상의 호전이 충분한 기간 유지될 경우 섬망 증상의 악화 여부를 평가하며 단계별로 감량(tapering out)하여 중단한다.

예) 섬망 진단 → haloperidol 1.5mg hs 유지 중 → 치료 반응: 충분한 기간 호전된 상태 유지, 부작용: 없음 → haloperidol 0.75mg hs로 감량 → 치료 반응: 호전 유지, 부작용: 없음 → haloperidol 0.75mg 투여 중단

· 투약 후 부작용이 발생한 경우 감량한다.

예) 섬망 진단 후 haloperidol 1.5mg hs 투약 중 → 치료 반응: 부분 반응, 부작용: 없음 → haloperidol 2.25mg hs로 증량 → 치료 반응: 증상 악화, 부작용: 추체외로 증상 발생 → haloperidol 1.5mg hs로 감량

iii. 투여 약물의 변경*

· 투여 후 약물의 반응이 전혀 없다고 판단될 경우 투여 약물을 변경한다.

예) 섬망 진단 → haloperidol 0.75mg hs → 치료 반응: 불명확, 부작용: 없음 → haloperidol 1.5mg hs로 증량 → 치료 반응: 반응 없음, 부작용: 없음 → haloperidol 1.5mg hs 투여 중단, olanzapine 1.25mg hs로 변경

· 투약에 의해 부작용이 발생할 경우, 투여 약물을 감량하거나 변경한다. 약물의 감량 후에도 부작용이 지속될 경우 해당 약물을 중단 후 다른 항정신병약물로 변경한다.

예) 섬망 진단 → quetiapine 12.5mg hs → 치료 반응: 부분 반응, 부작용: 과진정 발생 → quetiapine 6.25mg hs로 감량 → 치

료 반응: 부분 반응, 부작용: 과진정 발생 지속 → quetiapine 6.25mg hs 투여 중단, haloperidol 0.75mg hs로 변경

iv. 항정신병약물의 병용 투약*

· 투여 약물의 증량 후 부분 반응이 있으나, 행동문제, 불면 등 추가로 조절이 필요한 증상이 잔존할 경우, 다른 항정신병약물을 병용 투약한다.
예) 섬망 진단 후 haloperidol 1.5mg hs 투여 중 → 치료 반응: 부분 반응, 부작용: 없음 → haloperidol 2.25mg hs로 증량 → 치료 반응: 부분 반응, 추가적 호전이 있으나 증상 잔존, 부작용: 없음, 추가 증량 시 추체외로증상 발생위험 높음 → haloperidol 2.25mg hs 투여 유지, olanzapine 1.25mg hs 추가

· 투약 후 부분 반응이 있어 약물을 증량하였으나 추가적인 호전이 없다고 판단될 경우, 해당 약물을 감량하고 다른 항정신병약물을 병용 투약 한다.
예) 섬망 진단 후 haloperidol 1.5mg hs 투여 중 → 치료 반응: 부분 반응, 부작용: 없음 → haloperidol 2.25mg hs로 증량 → 치료 반응: 부분 반응, 추가적 호전 없음, 부작용: 없음 → haloperidol 1.5mg hs로 감량, olanzapine 1.25mg hs 추가

v. 비항정신병약물 병용 투약

· 항정신병약물 투약 후 증상의 호전이 있으나 불면 등의 경한 증

상이 잔존할 경우, 비항정신병약물을 병용 투약한다.

예) 섬망 진단 후 haloperidol 1.5mg hs, olanzapine 2.5mg hs 병용 투여 중 → 치료 반응: 인지저하 호전, 행동문제 호전, 불면 잔존, 부작용: 없음 → haloperidol 1.5mg hs, olanzapine 2.5mg hs 투약 유지, lorazepam 0.5mg hs 추가 → 인지저하, 행동문제 호전, 불면 호전, 부작용: 없음 → haloperidol 1.5mg hs, olanzapine 2.5mg hs, lorazepam 0.5mg hs 투약 유지

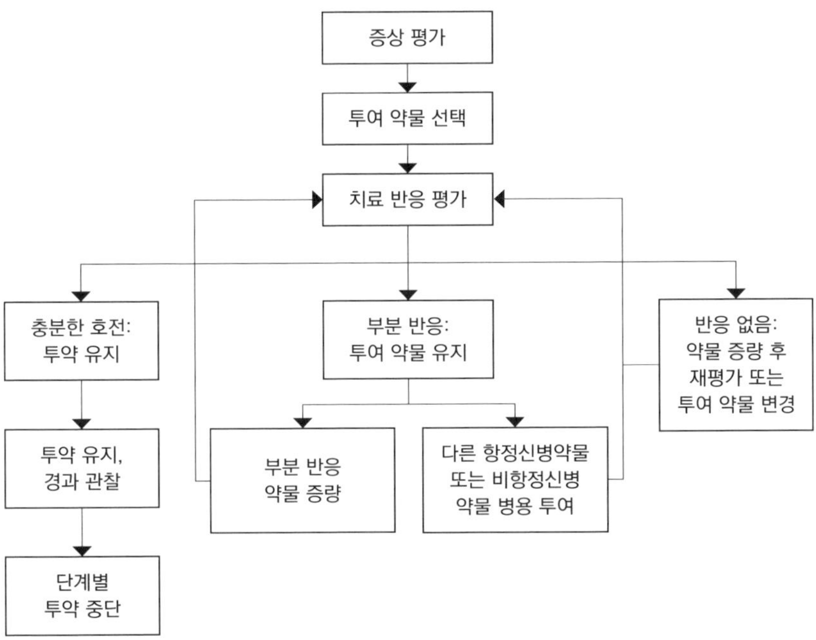

[그림 2] 치료 반응에 따른 약물 조절의 기본 개념 도식*

VIII

임상 상황별 섬망의 특성과 관리

해당 장에는 섬망이 흔히 병발하는 질환이나 상태에 따른 섬망의 특성과 관리를 보고한 문헌들을 고찰하고, 임상진료에 도움이 될 수 있는 내용들을 선별하여 정리하였다.

1. 암환자

섬망은 암환자에게서 흔히 발생하는 의학적 상태이다. 암과 그로 인한 합병증은 그 자체로 섬망 발생의 취약인자이며, 입원, 수술, 항암제 투여 등 암을 치료하기 위한 과정도 섬망 발생위험을 높이는 인자이다. 그러므로 암환자의 경우 섬망에 대한 정규적인 평가와 관리가 필요하다.

1) 암환자의 섬망 발생률

암환자의 섬망 발생률은 입원병동의 유형이나 암의 진행정도에 따라 다양하게 나타난다. 내과 암병동에 입원 중인 환자의 16.5~18%, 완화의료병동 환자의 42%가 섬망이 동반된 것으로 나타났다. 특히 임종기에 있는 완화병동환자의 경우 88%가 섬망 상태인 것으로 보고되었다. 완화의료에서는 섬망의 아형 중 저활동형 섬망이 48%로 가장 흔하며, 저활동형 섬망이 동반될 경우 과활동형 섬망인 경우보다 사망률이 증가하는 것으로 알려져 있다.

2) 암환자 섬망의 위험요인

(1) 취약요인

암환자의 섬망 취약요인은 일반 환자의 취약요인(고령, 병전의 인지저하, 섬망의 병력, 시청각 기능장애, 뇌질환의 과거력, 알코올사용장애)에 더하여 요정체(urinary retention) 또는 도뇨관의 사용, 변비, 장기부전 등이 있다.

(2) 촉발요인

암환자의 섬망 촉발요인은 암과 직접 연관된 요인, 암 치료 독성에 의한 요인, 신체 합병증 관련 요인으로 나누어 볼 수 있다. 암과 직접 연관된 요인은 원발성 뇌종양이나 뇌전이 등 암이 뇌에 직접 영향을 주어 발생하는 경우를 일컫는다. 암치료 관련 요인은 뇌 방사선 치료에 의한 급성 혹은 지연성 뇌병증, 항암제나 면역 관련 치료제(항암 화학요법, 스테로이드제제, 인터페론 등)에 의한 독성, 완화치료 과정에 사용되는 약물(마약성 진통제, 항구역제, 벤조디아제핀 등)에 의한 중추신경계 진정작용과 항콜린 작용이 섬망의 촉발요인이 되는 경우를 말한다. 마지막으로 신체 합병증 관련 요인은 암 자체의 증상이나 치료로 인하여 발생할 수 있는 대사성 뇌병증, 전해질 불균형, 탈수, 영양결핍, 다발성 장기부전, 혈당조절 이상, 혈액학적 이상, 감염, 혈관염, 경련, 부신생물 신경증후군 등이 있다. 암환자 섬망의 촉발요인을 〈표 7〉에 정리하였다.

〈표 7〉 암환자 섬망의 촉발요인

암 관련 요인
중추신경계 종양: 원발성, 2차성 전이: 뇌, 뇌수막 부신생물 신경증후군(paraneoplastic neurological syndrome)
암 치료 독성
뇌 방사선 치료: 급성 혹은 지연성 뇌병증 항암 화학요법(chemotherapy) 스테로이드제제 생물학적 치료(monoclonal antibodies)
신체적 이상
대사성 뇌병증(간, 신장, 폐 부전) 전해질 불균형, 혈당조절이상, 혈액학적 이상, 탈수 감염, 패혈증 영양결핍: Thiamine(vitamin B1), Folic acid(vitamin B9), Cobalamin(vitamin B12) 발작 후(postictal state), 비경련성 간질지속상태 혈관염

약물
벤조디아제핀, 수면제
마약성 진통제
항구역제
항경련제
항콜린제: scopolamine, atropine, TCAs, diphenhydramine
항히스타민제
H2차단제
다약제 사용

Annals of Oncology. 2018;29, Journal of Clinical Oncology. 2012:30(11):1206.를 참고하여 작성.

① 약물에 의한 요인

약물은 완화의료 환자에게 섬망을 발생시키는 가장 흔한 요인으로, 마약성 진통제, 벤조디아제핀, 스테로이드제제가 섬망을 유발시키는 독립적인 위험인자로 보고되고 있다. 그중 마약성 진통제는 완화의료 환자의 여러 위험요인을 검토한 연구들에서 가장 일관되게 보고되는 섬망 발생의 주요 원인이다. 완화의료 환자는 신기능 저하, 간기능 저하, 탈수 등으로 인하여 마약성 진통제 독성 발생위험이 높으므로 섬망 발생에 취약할 뿐 아니라, 마약성 진통제 금단 증상에 의해서도 섬망 발생의 가능성이 증가하는 것으로 알려져 있다. 또한, 환자의 섬망 증세로 인한 신음이나 찡그림을 통증으로 오인하여 마약성 진통제를 증량 투약하여 섬망이 악화되기도 한다.

② 암의 진행정도에 따른 요인

일반적으로 완화의료를 받는 암환자는 병이 진행되면서 초기 암(early stage cancer) 환자보다 더 많은 취약요인과 촉발요인을 가지게 되어 섬망의 발생위험이 올라간다. 완화의료를 받는 환자는 일반적으로 인지장애나 섬망의 과거력, 다수의 병발 질환, 고령 등의 취약요인을 가지고 있으며, 섬망 발생의 고위험 약물 사용, 다양한 신체질환 등 여러 촉발요인이 동반되어 있으므로 섬망 발생의 위험이 높다. 특히 진행성 암환자의 경우, 탈수, 저알부민혈증, 감염, 저산소성 뇌병증, 약물이 촉발요인이 되어 섬망이 발생하는 경우가 많다고 알려져 있다.

3) 암환자 섬망의 선별 도구

암환자의 높은 섬망 발생률과 그로 인한 사망률 증가를 고려할 때, 적어도 하루에 한 번 이상 환자의 주의력 저하, 늦은 반응, 위축, 수면 이상, 환시, 혼동, 초조, 안절부절못함, 기분 변동과 같은 인지, 정서, 행동의 변화를 확인하는 것이 필요하다. 이러한 변화가 의심될 경우, 임상적 평가를 통해 섬망을 진단하도록 한다. 특히, 완화의료병동 환자가 저활동형 섬망을 보일 경우, 의료진들이 인지하지 못하는 경우가 많은데, 섬망 평가도구를 시행하면 섬망의 선별과 진단에 도움을 받을 수 있다.

완화의료에서 섬망을 선별하고 진단하기 위해 사용할 수 있는 도구로, 근거가 인정된 것으로는 CAM, MDAS, Nu-DESC 등이 있다. CAM은 섬망의 진단과 연구를 위하여 가장 널리 사용되는 도구로, 완화의료병동에 입원한 환자들을 대상으로 시행하였을 때 높은 진단적

정확도를 보였다. 하지만 CAM의 경우, 섬망의 중증도를 알 수 없으며 수행에 비교적 긴 시간이 소용되는 단점이 있다. MDAS는 암환자 섬망 평가에서 타당성을 인정받은 도구로 각성, 의식수준, 인지기능, 정신운동기능을 포함한 10개의 항목으로 구성되어 있다. MDAS는 저활동형 섬망과 과활동형 섬망을 모두 선별할 수 있으며, 중증도를 평가할 수 있는 장점이 있다. Nu-DESC는 임상가뿐 아니라 간호사도 사용할 수 있는 섬망 평가도구로 선별, 경과 관찰, 중증도의 평가가 가능하다. 완화의료 환자를 대상으로 시행하였을 때, 86%의 민감도와 87%의 특이도를 보였다.

4) 암환자 섬망의 관리

암환자 섬망의 관리는 일반적 원칙을 이용한 예방과 치료를 유지하면서, 암환자 섬망의 주요 촉발요인인 다약제 복용, opioids, 탈수, 감염, 전해질 이상, 전이, 항암약물의 관리에 초점을 맞추는 것으로 이루어져 있다(〈표 7〉 참고).

(1) 일반적 원칙

섬망의 발생위험이 높거나 섬망 상태에 있는 일반 환자군에 적용되는 일반적 원칙은 완화의료에서도 동일하게 적용된다. 일반적 원칙은 환자에게 위해 하지 않고 중재에 투여되는 노력과 비용이 크지 않으므로, 환자에게 적용 가능한 상황이라면 일반적 원칙에 기반한 중재를 유지하여 섬망을 예방하고 치료한다.

① 투약 중인 약물의 검토

현재 환자에게 투여 중인 약물을 검토하여 섬망의 발생위험이 있는 약물은 감량, 변경, 중단한다. 특히, 벤조디아제핀, 수면제, 마약성 진통제, 스테로이드제제, 항경련제, 항콜린제(scopolamine, atropine, TCAs, diphenhydramine), 항히스타민제, H2차단제와 같은 계열의 약물이 섬망의 발생위험을 높이는 것으로 알려져 있다. 암환자들은 대부분 고령인 관계로 다약제 복용(polypharmacy)을 하게 되는데, 다약제 복용은 항콜린부담(anticholinergic burden)을 높여 섬망의 발생위험을 높인다. 그러므로 투여 중인 약물을 검토 후 꼭 필요한 약물이 아닌 경우 투여 중단한다.

② 오피오이드 회전(opioids rotation)

오피오이드 회전은 opioids 대사체의 누적을 줄여 신경독성을 줄이고 진통효과를 개선시키기 위해, 사용 중인 마약성 진통제를 다른 계열의 마약성 진통제로 변경하는 치료법을 말한다. Morphine에 의해 섬망이 발생한 암환자에게 오피오이드 회전을 적용해 morphine을 fentanyl로 변경할 경우, 섬망의 중증도와 통증이 개선될 수 있는 것으로 나타났다. Pethidine의 섬망 발생위험이 가장 높고, morphine, fentanyl, oxycodone 순으로 위험도가 낮아지는 것으로 알려져 있다.

③ 감염관리

감염(요로감염, 호흡기계 감염, 연조직 감염)은 섬망의 흔한 촉발요인이다. 그러므로 평소 암환자의 감염원을 최소화하고, 감염이 섬망의 촉발요인으로 고려된다면 항생제를 이용하여 치료한다.

④ 전해질 이상의 확인 및 교정

고칼슘혈증, 항이뇨 호르몬분비이상증후군(syndrome of inappropriate antidiuretic hormone secretion, SIADH), 저마그네슘혈증이 있는 경우 이를 조절한다. 암환자의 10~20%에서 고칼슘혈증이 발생한다고 보고되고 있으므로, 암환자가 섬망이 있는 경우, 고칼슘혈증에 의하여 유발된 것은 아닌지 의심해야 한다. 고칼슘혈증에 의해 유발된 암환자의 섬망은 고칼슘혈증을 교정할 경우, 약 40%가 회복되는 것으로 나타났다. SIADH는 발생 원인에 맞추어 저나트륨혈증을 교정하도록 한다. SIADH는 흔히 소세포폐암의 부신생물증후군(paraneoplastic syndrome)으로 인해 발생하거나, 항암제, 마약성 진통제, 소염진통제, 항경련제, 항우울제에 의해 발생한다. 진행성 암환자에게 항암치료를 시행할 경우, 저마그네슘혈증이 발생할 수 있으며 이로 인해 섬망이 발생할 수 있다. 저마그네슘혈증이 있는 경우 이를 확인하고 교정하도록 한다.

⑤ 항암치료 약물에 의한 섬망의 발생 여부 확인

많은 항암치료 약물은 섬망의 원인이 될 수 있다. 특히, 혈액뇌장벽(blood brain barrier)을 관통하는 약물은 섬망을 더 빈번히 유발하는 것으로 알려져 있다. 또한, 면역치료제들도 염증성 싸이토카인을 증가시켜 섬망의 원인이 될 수 있다. 그러므로 항암제나 면역치료제들이 섬망과 연관되어 있다고 판단될 경우, 이를 고려해 항암치료 약물의 투여 여부를 결정하도록 한다.

(2) 암환자 섬망의 약물치료

암환자의 섬망을 치료하기 위해 항정신병약물을 사용하는 것은 증상의 개선에 도움이 될 수 있다. 암환자 섬망의 약물치료도 일반적인 노인 섬망 환자의 약물치료 지침을 따른다. 암환자 섬망 치료의 1차 약물은 저용량의 haloperidol이며, 저활동형 섬망과 과활동형 섬망 환자에게 모두 투여해 볼 수 있다. 환자가 고령이거나 신체기능의 저하가 있는 경우, haloperidol을 0.5mg부터 투여하며 반응이 있는 경우 증량 투약한다. 완화치료를 받는 섬망이 동반된 노인환자를 대상으로 시행한 환자-대조군 연구에 따르면, haloperidol을 투여받은 환자군이 위약을 투여받은 환자군보다 생존 기간이 길었다. 또한, haloperidol 단독 투여로 섬망이 동반된 암환자의 60%가 초조 증상이 개선된 것으로 보고되었다. 그러나 haloperidol 단독 투여로 호전이 제한적일 경우, 저용량의 lorazepam을 병용해 사용하거나 2세대 항정신병약물로 교체 혹은 병용 투여해 볼 수 있다.* 보고에 따르면 olanzapine, risperidone, quetiapine 같은 2세대 항정신병약물도 암환자 섬망의 중증도를 개선시키며, EPS의 발생위험이 높지 않았다. 특히, olanzapine이나 quetiapine 같은 2세대 항정신병약물의 식욕자극효과는 악액질(cachexia) 상태에 있는 환자의 상태에 종종 도움이 되므로, 섬망 치료와 동시에 식욕개선을 위해 사용해 볼 수 있다. 또한, 섬망이 동반된 암환자에게 risperidone을 투여했을 때, 섬망의 증상이 유의미하게 개선되고 38%의 환자가 remission이 됨을 보고한 연구가 있다.

2. 중환자실 환자

섬망은 중환자실에서 치료받는 환자들에게 흔히 동반된다. 중환자실에서 기계환기치료 중인 환자의 80%, 기계환기치료를 받지 않는 중환자실 환자의 50% 정도가 섬망을 경험하는 것으로 보고되고 있으며, 대부분 중환자실 입원 2~3일 차에 섬망이 발생하는 것으로 나타났다. 중환자실에 입원 중인 환자가 섬망을 겪게 될 경우, 중환자실 치료 기간이 길어지고 사망의 위험이 증가하게 된다. 또한, 중환자실 환자의 섬망을 발견하고 치료를 시작하는 시점이 늦어지면, 기계환기치료와 병원 내 감염의 빈도가 증가하고 사망률이 올라가는 것으로 나타났다. 그러므로 중환자실 환자의 섬망을 조기에 선별하고 관리하는 것이 중요하다.

1) 중환자실 섬망의 선별 도구

중환자실 환경에서 섬망의 선별을 위해 적용할 수 있는 국내에서 표준화된 척도로는 CAM-ICU(Confusion Assessment Method for the Intensive Care Unit)가 있다. CAM-ICU는 CAM 알고리즘을 이용해 진단하는 도구로, 비교적 단시간에 평가가 가능하고, 80%의 민감도와 95.9%의 특이도를 가지고 있다. https://www.icudelirium.org/language-translations/korean에 접속하면 CAM-중환자실의 사용법과 도구가 공개되어 있어 다운로드받아 사용할 수 있다.

2) 중환자 섬망의 위험요인

중환자실 환자의 섬망 발생 위험인자는 병전의 인지저하, 고령, 정신작용제 사용, 기계환기치료, 조절되지 않은 통증, 심부전, 장기간 움직임 억제, 혈압이상, 빈혈, 수면박탈, 패혈증 등이 있다. 〈표 8〉에 중환자 섬망의 흔한 원인 인자들을 정리하였다.

〈표 8〉 중환자 섬망의 흔한 원인

고아밀라제혈증(hyperamlyasemia)
저칼슘혈증(hypocalcemia)
폐질환(respiratory disease)
저혈압(hypotension)
감염(infection)
발열(fever)
마약성 진통제(opioids)
고빌리루빈혈증(hyperbilirubinemia)
저나트륨혈증(hyponatremia)
간수치 상승(elevation of AST/ALT)
빈혈(anemia)
질소혈증(azotemia)
대사성 산증(metabolic acidosis)
약물 사용에 의한 혼수상태(coma)
경막외 카테터(epidural catheter)
치매(dementia)
고혈압(hypertension)
로라제팜(lorazepam)

Critical care. 2008;12(3):1-9.을 참고하여 작성.

3) 중환자 섬망의 예방 및 치료

(1) 일반적 원칙

① 약물의 검토 및 조절

투여 중인 약물을 검토하여 섬망의 발생위험이 높은 약물을 감량, 중단, 대체한다. 특히, 기계환기치료를 받는 환자들의 진정과 진통을 위해 사용하는 벤조디아제핀계열 약물과 마약성 진통제들이, 섬망을 유발시키는 가장 흔한 원인으로 알려져 있어 이에 대한 조절이 필요하다. 가능하면 벤조디아제핀의 용량과 사용 기간을 줄이도록 하며, 진정을 위해 벤조디아제핀 대신 섬망의 발생위험이 높지 않은 dexmedetomidine과 같은 약물을 사용하도록 한다. 또한, 마약성 진통제의 요구와 부작용을 줄이기 위해, 비마약성 진통제인 acetaminophen과 NSAIDs, ketamine을 통증 조절의 보조제로 사용하여 벤조디아제핀과 마약성 진통제의 노출을 줄이도록 한다.

② 움직임 격려

중환자실 환자를 조기에 움직이도록 하는 것은 섬망을 개선하는 데 도움을 줄 수 있다. 실제로 여러 연구들이 기계호흡치료 중인 환자에게 물리작업치료를 시행한 경우, 섬망의 발생률과 지속 기간이 통상적인 치료를 유지한 군보다 감소함을 보고하였다. 그러므로 중환자실에 입원 중인 환자를 조기에 움직이도록 하고, 가능하면 물리작업치료 등의 중재를 통해 움직임을 돕도록 한다.

③ 중환자실 환경의 개선

중환자실의 특수한 환경적 요인도 섬망 발생에 위험요인으로 작용할 수 있다. 중환자실에 입원한 환자는 대부분 다른 환자들의 임상적 평가와 처치, 치료가 동시에 이루어지는 독립되지 않은 공간에 있게 되며, 여러 기계음과 인공조명이 있는 상태에 노출된다. 이러한 통제되지 않는 환경적 요소는 환자의 섬망 발생에 위험요인으로 작용할 수 있다. 독립된 중환자병실에서 주간에 빛이 들게 하고, 야간수면 환경을 개선했을 때, 유의미하게 섬망 지속 기간이 감소함을 보고한 연구가 있다. 또한, 중환자실에 입원 중인 환자에게 귀마개를 하고 야간수면을 시키면, 섬망의 발생위험이 낮아지는 것으로 나타났다. 그러므로 가능하다면 낮 동안에는 최대한 자연 빛에 노출시키고, 야간에는 공간을 어둡고 조용하게 하며 처치를 최소화하여 적절한 수면 환경을 제공해야 한다.

④ 지남력 제공, 감각 유지, 영양 및 수분공급

지남력 유지와 제공을 위하여 환자가 볼 수 있는 곳에 시계와 달력을 배치하고, 입원 사유를 환자에게 전달하도록 한다. 또한, 시청각 기능의 보존을 위해, 시각과 청각이 저하된 환자는 본인이 사용하던 안경과 보청기를 유지하도록 한다. 더불어 영양공급과 수분공급이 적절히 이루어질 수 있도록 하고, 저산소증에 빠지지 않도록 관리한다.

(2) ABCDEF Bundle

2013년에 American College of Critical Care Medicine에서 중환자실 환

자의 통증, 초조, 섬망 관리를 위한 권고(ABCDEF Bundle)를 제시하였다. ABCDEF Bundle은 중환자실에 입원 중인 환자의 '통증 관리(A)', '자발적 의식 회복 시도 및 자발적 호흡 시도(B)', '적절한 진통제와 진정제의 선택(C)', '섬망의 관리(D)', '움직임 격려 및 운동(E)', '가족의 참여(F)'로 구성되어 있다. 연구결과 ABCDEF Bundle 중 일부만 시행되어도 섬망 발생률을 낮추며, 생존을 증가시키는 것으로 나타났다. 한국의 의료 상황에 맞추어 ABCDEF Bundle을 적절히 적용한다면, 환자의 섬망 발생을 낮추고 치료 결과에도 긍정적인 영향을 줄 수 있을 것이다. ABCDEF Bundle을 간단히 소개하면 다음과 같다.

· **[A]** Assess, prevent, and manage pain

A는 중환자실 환자의 적절한 통증 관리에 대한 내용을 담고 있다. 통증은 섬망 발생의 위험인자로 중환자실 환자의 50% 이상이 통증을 경험하고 있다. 통증의 조절은 통증에 대한 평가 후, 그 결과에 따라 시행한다. 통증의 평가는 환자가 의사소통이 가능한 경우 numeric rating scale[NRS]을 사용하고, 의사소통이 불가능한 경우 behavioral pain scale[BPS]과 critical care pain observation tool[CPOT]을 사용해 정규적으로 시행한다. 그 결과 중대한 통증(NRS≥4, BPS>5, CPOT≥3)이 있는 것으로 판단되는 경우, 마약성 진통제를 사용한다. 마약성 진통제의 부작용을 최소화시키고, 사용량을 줄이기 위해 acetaminophen이나 NSAIDs를 보조적으로 같이 사용하면 국소통증의 조절에도 도움이 될 수 있다.

· **[B]** Both spontaneous awakening trials and spontaneous breathing trials

B는 자발적 의식 회복 시도(spontaneous awakening trials, SAT)와 자발적 호흡 시도(spontaneous breathing trial, SBT)를 적절히 연계(coordination)하여 적시에 기계환기치료를 중단하는 내용을 담고 있다. SAT와 SBT의 연계는 ABCDEF Bundle의 핵심이다. SAT는 매일 한 번씩 진정 상태에 있는 환자의 진통 및 진정 약물을 줄여 환자를 깨우고, 환자의 통증이 적절히 조절되고 있다고 판단될 경우, 진통 및 진정 약물을 기존 용량의 반으로 줄여 투여하며 적정(titration)하는 것을 말한다. 이를 반복적으로 적용하면 얕은 진정(light sedation)을 유지할 수 있다. 깊은 진정은 섬망의 발생위험을 높이고 기계환기치료 기간을 연장시키며, 사망 위험을 높이는 것으로 알려져 있으나, 얕은 진정은 섬망의 발생위험을 낮추고 중환자실 입원 기간을 줄일 수 있다. SBT는 SAT를 통해 얕은 진정 상태에 이르게 한 후, 기계환기장치의 이탈을 진행하는 과정을 말한다. SAT와 SBT의 연계는 섬망의 발생위험을 낮추며, 기계환기치료 기간과 총 입원 기간을 줄이고 생존을 증가시키는 것으로 나타났다.

· **[C]** Choice of analgesia and sedation

C에는 약물에 의한 과진정을 피하고, 조기에 관제거(extubation)를 하기 위해 환자에게 적절한 종류의 진정, 진통약물을 선택하고 적정한 용량을 투여 후, 단계별로 감량하여 중단하는 것이 기술되어 있다. 진통 및 진정 약물의 사용 시 목표로 하는 진정 수준을 설정하고, Richmond Agitation Sedation Scale[RASS] 또는

Riker Sedation-Agitation Scale[SAS]을 이용해 목표한 진정의 정도가 유지되는지 수시로 확인하며 과진정되지 않도록 한다. 중환자에게 벤조디아제핀의 사용은 섬망 발생의 독립적인 위험인자로 알려져 있으며, 벤조디아제핀의 노출을 줄이는 것은 치료 결과를 개선시키는 것으로 나타났다. 최근 수행된 연구들에서 기계환기치료를 위한 진정에 dexmedetomidine을 사용한 군이 lorazepam이나 midazolam을 사용한 군보다 섬망의 발생위험과 기계환기치료 기간이 감소한다고 보고하였다. 이에 따라, 최근에는 환자의 진정을 위하여 벤조디아제핀계열 약물보다 섬망의 발생위험이 낮은 dexmedetomidine을 사용하는 것이 권장되고 있다.

· **[D]** Delirium: assess, prevent, and manage

D는 섬망을 평가하고 관리하는 것을 말한다. 중환자실 환자에게 동반되는 섬망은 기계환기치료 기간과 중환자실 입원 기간을 연장시키며, 인지저하와 사망의 위험을 유의미하게 높인다. 그러므로 Confusion Assessment Method for the Intensive Care Unit[CAM-ICU] 또는 Intensive Care Delirium Screening Checklist[ICDSC]를 이용해 섬망을 정규적으로 평가하도록 한다. 중환자의 섬망을 조절하기 위하여 haloperidol을 흔히 사용하고 있으나, 그 효과와 안전성은 명확하지 않은 것으로 알려져 있다. 현재까지 연구를 통해 중환자실 환자의 섬망의 발생위험을 낮추고, 섬망 기간을 줄일 수 있는 근거 있는 중재는 수면 환경의 개선, 수면박탈의 방지, 조기 움직임이다.

· **[E]** Early mobility and exercise

E는 중환자실 환자에게 진정을 최소화하고, 조기에 신체활동을 증가시키는 것의 중요성을 전달하고 있다. 중환자실에서 기계환기치료를 받는 환자는 4일 이내에 말초골격근(peripheral skeletal muscle)의 25%가 감소할 수 있으며, 입원 후 첫 2~3주간 움직이지 못하는 경우, 퇴원 시 체중의 18%가 줄어드는 것으로 보고 되었다. 중환자실 환자에게 물리작업치료를 시행하는 것은 도움이 될 수 있다. 기계환기치료를 받는 중환자실 환자에게 물리작업치료를 시행한 연구에서 물리작업치료를 받은 환자군은 통상적인 치료를 유지한 군보다 섬망의 기간이 감소하고 생존이 증가하였으며, 퇴원 후 독립적 일상생활 능력이 개선되는 것으로 나타났다. 그러므로 중환자실에 입원 중인 환자가 조기에 움직일 수 있도록 진정을 최소화하고, 물리작업치료 등을 통해 신체활동을 증가시키도록 한다.

· **[F]** Family engagement and empowerment

F는 가족이 중환자 치료 과정에 참여하고, 치료의 계획과 의사결정에 의료진과 같이 참여하는 것을 격려하는 내용을 담고 있다. 의료진과 가족의 의사소통은 의료진이 환자의 치료 방향과 치료 종결 등의 의사를 결정하는 데 중요한 역할을 할 수 있으며, 환자 가족의 불안과 우울을 감소시킬 수 있다.

(3) 섬망 치료를 위한 약물의 사용

① 항정신병약물

섬망이 동반된 중환자실 환자에게 항정신병약물 투여의 효용성을 검토한 연구결과는 혼재되어 있다. 중환자실에 입원 중 섬망이 발생한 환자를 대상으로 2010년에 시행한 환자-대조군 연구에서는 haloperidol의 사용이 대조군에 비해 섬망의 유병 기간을 감소시키지 못했다. 그러나 2016년에 시행된 메타분석 연구에서는 중환자실 환자에게 항정신병약물을 사용하는 것이 위약보다 섬망의 중증도를 개선시킬 수 있는 것으로 보고되었다. 또한, 항정신병약물 투여군과 위약 투여군 사이에 약물 부작용 발생의 차이도 없었다. 그러므로 조절이 필요한 증상과 항정신병약물의 반응에 따라 적합한 항정신병약물을 사용해 볼 수 있다.

② α2-수용체 효현제(α2-receptor agonist)

Dexmedetomidine은 주로 기계환기치료 중인 중환자실 환자에게 경도에서 중등도의 진정을 위해 사용하거나, 기도삽관을 한 환자의 시술이나 수술 전 처치를 위해 사용하고 있다. 최근 dexmedetomidine은 섬망의 예방과 치료에 도움이 될 가능성이 큰 약물로 주목받고 있다. Dexmedetomidine이 중환자실 환자에게 미치는 효과를 검증한 연구에서, dexmedetomidine을 투여한 군이 위약을 투약한 군보다 섬망 발생의 위험이 낮아지고, 섬망 상태에 있는 기간도 줄어들었다. 또한, 중환자실 환자에게 dexmedetomidine을 사용할 경우, 벤조디아제핀을 투여할 때보다 섬망의 발생위험과 사망 발생률이 낮아지며, 기계환기치료 기간도 단축시키는 것으로 나타났다. 비벤조디아제핀인 propofol과 비교했을 때도, dexmedetomidine은 섬망의 발생위험이 낮았다. 따라서, 최근 발표된 섬망 관련 지침들은 진정을 위해 벤조디아제핀을 사용하기보다는 dexmedetomidine을 사용하는 것을 권장하고 있다.

③ 벤조디아제핀

중환자실 환자에게 벤조디아제핀을 투여하는 것은 섬망의 발생위험을 높인다. 중환자실 환자에게 lorazepam과 midazolam을 투여하는 것은 섬망의 발생위험을 증가시키는 것으로 보고되었다. 그러므로 알코올 금단이나 벤조디아제핀 금단을 조절하기 위한 것이 아니라면, 기계환기 치료 시 환자를 진정시키기 위해 혹은 섬망 환자의 초조 증세를 조절하기 위해 벤조디아제핀을 1차 약물로 사용하는 것은 권장하지 않는다.

3. 요양원 환자

요양원에 입소한 환자들은 대부분 섬망 발생의 취약요인(고령, 인지저하, 보행기능 저하, 감각기능 저하, 다수의 약물 복용 등)을 다수 가지고 있으므로, 감염이나 급성 질환이 발생할 경우 섬망이 발생할 위험이 높다.

1) 요양원 환자의 섬망 유병률

국외에서 시행된 연구들에 따르면, 요양원 환자의 14~16%가 섬망 상태에 있으며, 병원에서 퇴원해 요양원에 입소할 당시 입소자의 5.5~51%가 섬망이 동반된 것으로 나타났다. 또한, 요양원 입소자의 30.4%가 아증후군 섬망 상태인 것으로 보고한 연구도 있다. 그러나 요양원 간호사가 일상적 근무 상황에서 관찰을 통해 섬망 환자를 선별할 수 있는 경우는 50% 정도였다. 국내 요양병원이나 요양원에 입소 중인 환자의 섬망 유병률이나 선별의 정도와 관련된 국내 연구는 아직 확인하지 못했다. 그러나 국외 연구들의 결과를 고려하면, 국내 요양병원이나 요양원 환자의 상당수도 섬망이거나 아증후군 섬망 상태일 가능성이 크고, 섬망의 선별도 적절히 이루어지지 못하고 있을 것으로 생각된다.

2) 요양원 환자 섬망의 선별

요양원에서 간호사가 섬망의 선별을 위해 사용할 수 있는 선별 도구는 Nu-DESC와 mRASS(Modified Richmond Agitation Sedation Scale)가 있다. 그

동안 간호사에게 섬망의 선별을 위해 Short CAM의 사용을 권장했으나, 간호사의 훈련이나 경험의 정도에 따라 민감도의 범위가 46~100%로 넓게 나타났다. 이에 따라 최근에는 간호사가 수행하는 섬망의 선별 도구로 Nu-DESC가 권장되고 있다. Nu-DESC는 수행에 1분 정도가 소요되어, 5분 정도의 시간이 소요되는 Short CAM에 비해 간호 업무를 수행하며 사용하기에 더 적합한 것으로 보고되었다. mRASS는 환자의 각성과 진정을 평가하는 도구로, 수행에 20초 정도가 소요되고 간호사와 임상가가 비교적 쉽게 사용할 수 있다. 환자의 의식수준을 일정 간격을 두고 연속적으로 평가하여, 의식수준의 변화가 있는 경우 섬망을 선별할 수 있으며 85%의 민감도와 92%의 특이도를 가진다.

3) 요양원 환자 섬망의 위험요인과 관리

요양원 환자 섬망의 발생 위험요인으로는 다수의 약물 사용, 신체강박, 치매, 파킨슨병, 통증, 감염성 질환, 탈수, 움직임 저하 등이 있다.

(1) 다약제 복용과 고위험 약물의 사용

다약제 복용과 섬망 고위험 약물의 사용은 요양원 환자의 섬망 위험을 높인다. 그러므로 사용 중인 약물을 검토하여 꼭 필요하지 않은 약물의 투약은 중단하고, 섬망의 발생위험이 높은 약물은 감량, 대체, 중단한다.

(2) 신체강박, 인지저하

신체강박과 인지저하는 섬망의 위험요인으로 널리 알려져 있다. 요양원의 경우, 치매환자의 정서 및 행동문제, 낙상위험 등을 조절하기 위해 신체강박을 불가피하게 시행하는 경우가 많다. 그러나 신체강박은 섬망의 발생위험을 높여 환자의 행동문제와 낙상위험을 더욱 증가시키는 결과를 가져올 수 있다. 그러므로 신체강박을 최소화 할 수 있도록, 가능하면 정서 및 행동문제가 동반된 치매환자의 증상을 비약물적 중재와 약물치료 등을 이용해 개선시키도록 한다.

(3) 파킨슨병

파킨슨병은 그 자체로 섬망의 발생위험이 높을 뿐 아니라 항파킨슨약물(dopaminergic medication)의 사용은 섬망의 발생위험을 더 증가시킨다. 파킨슨병 환자에게 섬망이 발생한 경우, 섬망 환자에게 적용되는 섬망관리의 일반적 원칙을 시행하면서 동시에 항파킨슨약물을 조절하여 약물에 의한 섬망 발생의 위험을 최소화해야 한다. 또한, 조절되지 않는 심한 불안과 정신병적 증상은 파킨슨 증상의 악화 위험이 상대적으로 낮은 quetiapine을 투여해 조절하도록 한다.

(4) 통증

요양원 입소자는 이미 섬망 발생의 여러 취약요인을 가지고 있으므로, 가능하면 통증의 조절은 비약물적 치료로 시작하여 단계별로 조절하도록 한다. 먼저, 마사지나 물리치료와 같은 비약물적 접근으로 통증 관리를 시도한 후, 여전히 통증이 조절되지 않는다면 lidocaine이나 corticosteroid를 이용한 국소적 시술로 증상을 개선해 보도록 한다. 다음 단계로 acetaminophen이나 NSAIDs, tramadol과 같은 비마약성 진통제로 통증의 조절을 시도하고, 이후에도 통증이 개선되지 않는다면 마약성 진통제를 투여하도록 한다.

(5) 감염

감염은 섬망의 중요한 촉발요인 중 하나이다. 연구 보고에 의하면, 요양원 환자 감염의 가장 흔한 원인은 요로감염, 봉와직염, 하기도감염이었으며, 감염자의 18%에서 섬망이 발생하는 것으로 나타났다. 그러므로 평소에 감염성 질환 발생을 낮추기 위한 감염관리를 시행하고, 섬망이 발생하는 경우 감염성 질환으로 인한 가능성을 고려해 검사를 시행하고 필요한 경우 치료하도록 한다.

(6) 영양결핍, 탈수

요양원 입소자에게 영양결핍과 탈수는 흔히 발생하며, 이러한 상태는 섬망의 촉발요인이 된다. 노인들은 에너지 소모량이 줄어들면서 생리적으로 식욕이 감퇴할 뿐 아니라, 우울, 다약제 복용 등으로 병적인 체중 감소가 발생한다. 또한, 탈수는 노인들이 갈증에 대한 인지가 저하되어 있어 빈번히 일어나며, 심부전이나 신부전이 있는 환자를 과도하게 관리하는 경우에도 발생할 수 있다. 그러나 간호사가 지속적으로 요양원 입소자의 소변량과 소변농도를 확인하지 않는 한 탈수를 인지하기는 어렵다. 그러므로 요양원 입소자들에게 끼니 사이에 요거트나 쿠키 같은 간식을 제공하여 영양결핍을 방지하도록 하고, 하루에 일정량의 물을 마시게 하여 탈수를 방지해야 한다.

(7) 신체활동 저하

신체활동의 저하는 요양원 환자의 섬망 발생위험을 증가시킨다. 그러므로 걷기, 앉아 있기를 포함해 가능하면 요양원 거주자가 할 수 있는 최대한의 운동을 시행하도록 한다.

(8) 일반적 원칙

섬망의 예방과 치료를 위한 일반적 원칙은 지남력 제공, 일주기리듬 유지, 감각기능 보존, 움직임 격려, 탈수 방지에 초점을 맞춘다. 이러한 원칙은 요양병원, 요양원에서도 적용할 수 있으며 효과적이다.

(9) 요양원 환자 섬망의 약물치료*

섬망의 약물치료는 일반적인 섬망의 약물치료 지침을 따른다. 요양원 환자들은 대부분 고령이고, 영양결핍, 탈수, 대사기능 저하, 다수의 약제를 투여 중일 가능성이 크다. 따라서 약물 사용 시 부작용이 작은 용량에서도 발생하는 경우가 많으므로, 항정신병약물을 포함한 섬망 치료 약물을 사용할 경우, 최소용량으로 투여를 시작해 단계적으로 증량하도록 하며, 부작용의 발생 여부를 신중히 평가하도록 한다.

4. 말기, 임종기 환자

섬망은 말기와 임종기에 있는 환자가 흔히 겪게 되는 의학적 상태로, 특히 임종기 환자의 90%가 섬망을 겪는 것으로 보고되고 있다. 이 시기의 환자에게 섬망이 발생하는 경우, 환자가 육체적, 정신적 고통을 겪을 뿐 아니라, 그 상태로 인해 임종이 임박한 환자와 가족들은 소통할 수 없게 된다. 또한, 환자의 가족들은 환자와 사별하는 과정을 고통스럽고 두려웠던 경험으로 기억하게 된다. 그러므로 말기와 임종기 환자의 적절한 섬망의 관리는 환자와 그 가족의 신체적, 심리적 안정을 위하여 중요하다.

1) 말기 섬망(end of life delirium)

말기 섬망은 진행성질환(progressive disease)으로 인해 여명이 6개월 이하인 환자에게 발생하는 섬망을 말한다. 말기 섬망은 50% 정도가 회복이 가능한(reversible) 것으로 알려져 있으며, 특히 약물 부작용에 의해 섬망이 발생했거나 대사이상으로 인한 경우 회복 가능성이 있다.

2) 임종기 섬망(terminal delirium)

임종기 섬망은 임종 수일에서 수 시간 전 발생하는 섬망을 말한다. 임종기 섬망은 사망의 과정에 발생하는 것으로 생각되고 있으며 비가역적이다. 그러므로 임종기에 발생한 섬망은 사망이 임박하였음을 예측할 수 있는 요인이 될 수 있다. 그러나 말기 섬망과 임종기 섬망을 명확히 구분하는 것은 쉽지 않다. 임종기 섬망의 아형은 혼재형 섬망이 43%로 가장 많고, 다음으로 저활동형 섬망 29%, 과활동형 섬망 21%인 것으로 보고되었다.

3) 말기, 임종기 섬망의 치료 목적

일반적인 섬망의 치료는 섬망의 위험요인을 찾고 교정하며, 질환을 치료하여 섬망을 회복시키는 것을 목적으로 한다. 그러나 말기 환자의 질환은 진행성이고 비가역적이므로 교정 가능한 위험요인이 한정되어 있다. 따라서, 치료 목적을 다르게 설정해야 한다. 말기, 임종기 섬망의 치료 목적은 환자의 고통을 경감시키고 인지기능과 의사소통 기능을 유지시켜, 평안히 삶을 마감할 수 있도록 돕는 것이다.

4) 말기, 임종기 섬망의 선별

말기, 임종기 환자를 진료하는 의료진은 섬망의 발생위험이 높음을 인지하고, 정기적으로 섬망의 발생 여부를 평가하고 선별해야 한다. 진행성질환을 가지고 있는 말기와 임종기 환자는 이미 그 자체로 섬망의 고위험군이며, 고령, 감각기능 저하, 인지저하, 탈수, 영양결핍, 움직임 제한, 다수의 약물 복용 등 여러가지 섬망 발생의 위험요인을 가지고 있을 가능성이 크다. 섬망의 선별을 위해 4AT, CAM, CAM-ICU, Nu-DESC, mRASS 등의 도구를 정기적으로 시행하면 조기에 섬망을 선별하는 데 도움을 받을 수 있다. 추가로 환자의 보호자나 간병인에게 환자가 섬망의 발생위험이 높음을 알리고, 섬망의 증상에 대한 정보를 제공하여 환자의 상태 변화가 의심될 경우, 이를 의료진에게 전달해 주라고 요청한다.

5) 정보전달 및 치료 범위의 결정

환자와 보호자에게 임종기, 말기 섬망의 발생위험, 임상양상, 치료의 목적에 대하여 설명하고, 섬망이 발생하는 경우 위험요인을 탐색하기 위한 검사의 범위, 위급상황 시 처치의 범위를 논의하여 미리 결정한다. 또한, 불가피한 상황에서 신체강박을 시행할 수 있음을 알리고, 신체강박동의서를 받아 놓는다. 가능하다면 이러한 모든 과정에 환자가 직접 참여하고 결정할 수 있도록 한다.

6) 말기, 임종기 섬망의 관리

말기, 임종기 환자의 경우, 잠재적으로 교정 가능한 취약요인과 촉발요인을 검토하여 조절한다. 말기 섬망의 경우 50% 정도에서 가역적인 것으로 보고되었으며, 특히 약물에 의한 섬망일 경우 가역적인 경우가 많다. 임종기 섬망이 의심되는 상황이라고 해도 섬망을 죽음의 정상적인 과정으로 간주하고 증상을 관망하지 않도록 한다. 섬망 관리의 일반적 원칙은 지속적으로 유지하며, 약물치료는 환자가 고통스러워하는 증상에 따라 대증적으로 조절해야 한다. 임종을 앞두고 환자와의 의사소통이 어려워지더라도 의료진과 보호자는 환자를 존중하고, 섬망이 발생하지 않은 시기와 동일하게 환자를 대하도록 한다. 말기, 임종기 환자와 그 가족은 환자가 임종을 앞두고 두려움, 초조 등 격심한 디스트레스를 겪을 수 있으므로, 환자가 섬망 상태에 있다고 하더라도 보호자가 요청하거나 동의하고 접근이 가능한 상황이라면, 영적인 도움을 받을 수 있도록 연결해 준다.

(1) 말기, 임종기 섬망의 일반적 원칙

섬망 관리의 일반적 원칙은 일반 병동 환자와 동일하게 지속적으로 시행한다. 약물을 검토하여 섬망의 발생위험이 높은 약물은 감량, 대체, 중단하고, 불필요한 약물은 투약을 중단한다. 통증, 소변 정체, 항문 막힘 등을 평가하고 관리하며 정상적인 일주기리듬이 유지될 수 있도록 적절한 자연채광과 수면 환경을 제공한다. 탈수 방지를 위해 경구 수분섭취를 격려하거나 피하주사를 통해 수분을 공급한다. 임종기 신체강박은 불가피한 상황에 한정하여 적용한다.

(2) 말기, 임종기 섬망의 약물치료

항정신병약물은 임종기 섬망 증세의 조절을 위한 1차 선택 약물이다. 초조, 환시, 망상 등 환자에게 고통을 초래하는 증상을 항정신병약물을 이용해 대증적으로 조절한다. 환자의 섬망 증상이 조절되지 않는 경우 lorazepam을 항정신병약물에 병용하여 투약해 볼 수 있다. 말기, 임종기 환자는 영양결핍, 탈수, 장기부전 등으로 대사기능이 저하되어 있을 가능성이 크므로, 약물 사용 시 부작용이 발생할 가능성이 크다. 그러므로 가능한 저용량의 항정신병약물을 투약하면서, 효과가 있는 최소용량으로 증상을 조절하도록 한다.* 항정신병약물에 의해 과진정이 발생하는 경우, 저활동형 섬망 상태를 악화시킬 수 있고, 환자와 가족의 의사소통을 저해시킬 수 있어 사용에 주의를 요한다. 또한, 항정신병약물의 부작용으로 추체외로증상이 발생할 경우, 섬망 증상이 악화될 수 있어 투약 후 환자의 반응을 살피며 신중히 조절한다. 미국식품의약국[FDA]에서 치매 노인에게 항정신병약물을 장기간 사용할 경우, 사망 위험이 증가될 수 있음을 경고하였다. 이에 따라 말기 및 임종기 섬망 환자의 항정신병약물의 사용에 대한 염려가 있을 수 있다. 그러나 섬망 자체가 사망 위험을 증가시키는 독립적인 위험요인이기 때문에, 말기, 임종기 섬망 환자에게 항정신병약물을 사용하는 것이 사망 위험을 높인다는 근거는 명확하지 않다. 또한, 최근 수행된 연구에서는 임종기 섬망의 조절을 위해 haloperidol을 투여한 결과, 사망 위험이 증가하지 않았다.

말기, 임종기 환자는 조절되지 않는 통증을 경험하는 경우가 많으며, 통증은 섬망을 유발시키거나 악화시킬 수 있다. 그러므로 마약성 진통제가 필요하다면 효과가 있는 최소용량으로 조절하고, 오피오이드 회전이나 마약성 진통제 투여 약물을 변화시켜 사용함으로써 마약성 진통제의 독성 발생위험을 최소화하도록 한다. 지속적인 비약물적 중재와 약물치료에도 불구하고 불응성 섬망 증상이 지속되는 경우, 완화적 진정을 고려할 수 있다.

(3) 말기, 임종기 섬망의 완화적 진정치료*

완화적 진정은 완화의료를 받는 환자의 불응성 증상으로 인한 고통을 경감시키기 위해, 환자와 그 가족, 의료진이 윤리적으로 수용할 수 있는 방식으로 약물을 사용, 의식을 저하시키는 의료행위를 말한다. 완화적 진정을 위한 진정 약물의 투여는 여명을 늘리거나 단축시키지 않으며,

안락사와는 구분되는 의료행위이다.

완화적 진정을 시행하게 되는 주요 원인은 섬망(54%), 호흡곤란(30%), 심리적 고통(19%), 통증(17%)으로 보고되고 있다. 완화적 진정은 국내 임상현장에서 임종기 섬망의 증상 조절에 종종 적용되고 있다. 국내에서 수행된 연구에 따르면 대학병원에서 진행성 암으로 사망하는 환자의 16.1%가 완화적 진정을 시행하며, 시행일부터 사망일까지의 중간값은 3일인 것으로 보고되었다.

전문가의 평가를 통해 환자의 죽음이 임박한 상황에서 초조 등 견딜 수 없는 고통을 유발하는 불응성 섬망 증상이 지속되는 경우, 완화적 진정을 고려할 수 있다. 특히, 임종기의 과활동형 섬망은 완화진정(palliative sedation)을 시도하게 되는 가장 흔한 요인이다. 완화적 진정은 고통의 경감을 목적으로 하며, 주로 midazolam, propofol, lorazepam 등 진정효과가 강한 약물을 이용해 시행한다.

완화적 진정은 시행 전에 동의 과정이 선행되어야 한다. 동의 과정은 충분한 정보에 의한 동의(informed consent)를 통해 이루어져야 한다. 환자와 가족에게 고통을 유발하는 불응성 증상 발생 시, 선택할 수 있는 정보를 미리 전달하고 의사를 확인한다. 가능하면 환자의 의사결정 능력이 유지될 때 수행하는 것이 좋으나, 의사소통이 불가능한 상황이라면 가족의 동의를 받도록 하고 동의 과정을 의무기록에 작성하도록 한다.*

국외에서는 완화적 진정과 관련된 세부적인 절차와 적응증, 약물 사용과 관련된 여러 지침들이 개발되어 있다. 그러나 아직 국내에서는 관련 학회의 공식적인 지침이나 사회적 합의가 이루어지지 않았으므로, 본 지침에서는 세부적인 절차나 약물 투여에 관한 내용은 다루지 않겠다. 완화적 진정은 약물을 이용하여 환자의 고통을 경감시키는 치료 영역일 뿐 아니라, 의료 윤리 및 법과 관련된 영역이 포함되어 있기에 한국의 실정에 적합한 별도의 지침 개발이 필요하다.

IX

보호자 교육자료

1. 섬망은 무엇인가요?

섬망은 급작스럽게 정신상태의 변화가 발생하는 질환을 말합니다. 이러한 상태는 종종 치매로 오인되기도 합니다. 하지만, 섬망은 치매와 달리 급격히 발생하고 대개 일시적으로 나타나며 신체상태가 호전될 경우 대부분 개선됩니다.

일반적으로 섬망이 발생할 경우 감염, 낙상, 사망 등의 발생위험이 증가하며, 입원 기간이 길어지게 됩니다. 섬망을 경험한 환자는 섬망 상태가 호전되더라도, 차후 치매가 발생할 위험이 증가한다고 알려져 있습니다.

1) 섬망이 동반된 환자는 다음과 같은 경험을 하게 됩니다.

· 두려움, 짜증, 불안, 우울함

· 타인이 말하는 내용을 따라가기 어려움
· 명료히 말하기 어려움
· 깨어 있는 동안에도 생생한 꿈을 꾸는 듯한 느낌
· 사람들이 자신을 해칠 것이라는 걱정
· 실제로 있지 않은 것을 보거나 들음

2) 환자가 다음의 징후를 보일 경우 증상이 개선되더라도 의료진에게 즉시 알려주십시오.

· 주의집중의 어려움
· 대화 중 쉽게 주의 산만해 짐
· 이해하기 어려운 언행을 보임
· 다른 사람이 보거나 듣지 않는 것을 경험하는 것 같음
· 이상한 믿음이 있거나 누군가가 자신을 해칠 것이라고 생각함
· 평소보다 위축되고 조용해지거나 느려짐
· 안절부절못하거나 근심·걱정이 많고, 짜증스럽거나 공격적임
· 낮에 깨어 있지 못하고, 밤에는 수면을 잘 취하지 못함

2. 섬망의 원인은 무엇입니까?

· 고령
· 인지저하/치매
· 식사나 물을 충분히 섭취하지 못함

· 충분히 수면을 취하지 못함
· 평소 사용하던 안경이나 보청기를 착용하지 못함
· 골절
· 중증질환
· 수술
· 감염
· 약물
· 알코올 금단

3. 섬망의 예방과 치료는 어떻게 합니까?

섬망의 예방과 치료는 의료진과 환자의 보호자가 통합적으로 시행합니다. 조절 가능한 섬망의 취약요인과 촉발요인을 조절하고, 약물치료가 필요하다고 판단될 경우 섬망 치료 약물을 투약하여 증상을 개선시킵니다. 환자의 가족이나 간병인은 섬망의 예방과 치료에 중요한 역할을 할 수 있습니다.

다음과 같은 섬망 관리의 일반적 원칙에 같이 참여하여 주십시오.

1) 지남력 제공

· 시계와 달력을 환자가 볼 수 있도록 배치하여 주십시오.
· 환자에게 현재 어떠한 상황인지, 이곳은 어디인지, 언제인지 설명하여

주십시오.

· 환자가 평소 안경이나 보청기를 사용하던 분이라면 안경과 보청기를 착용하게 하고, 잘 작동하는지도 확인하십시오.

2) 탈수/변비 예방

· 물을 충분히 마실 수 있도록 격려하십시오.

· 변비 여부를 확인하고 관리하여 주십시오. 필요시 의료진에게 변비의 조절에 대하여 요청하여 주십시오.

3) 감염 예방

· 감염의 징후(피로감, 식욕 상실, 체중 감소, 열, 식은땀, 오한, 통증, 기침, 콧물 등)를 확인하여 주십시오.

4) 수면 환경 개선

· 환자가 수면을 방해받지 않고 안정적으로 취할 수 있도록 도와주십시오.

5) 움직임 격려

· 환자가 걸을 수 있도록 격려하여 주십시오.
· 환자가 걸을 수 없다면 제자리에서 관절가동범위운동을 할 수 있도록 도와주십시오.

6) 통증 관리

· 환자가 통증을 느끼지는 않는지 살펴주시고, 통증이 잘 관리되고 있는지 확인하여 주십시오.

7) 음식섭취 격려

· 환자의 식사를 격려하고, 식사를 어려워한다면 보조하여 주십시오.
· 틀니를 사용한다면 틀니가 잘 맞고, 깨끗하게 관리되는지 확인하여 주십시오.

X

섬망 관리지침의 개발 과정

본 『섬망 관리지침』은 보건복지부 암정복추진기획단의 지원으로 서울의대 함봉진 교수 연구팀이 2019년 12월에 개발한 「암환자 섬망 관리지침」에 근간을 두고 있다. 『섬망 관리지침』은 「암환자 섬망 관리지침」의 구성과 내용을 기본으로 유지한 상태에서 「암환자 섬망 관리지침」의 개발 전후 과정에 논의되었던 자문위원들과 전문가위원들의 향후 보완 사항들을 반영하고 확충하여 개발하였다. 다음에 『섬망 관리지침』의 개발과정을 정리하였다.

1. 섬망 관리지침 개발 전문가위원회

1) 구성

전문가위원회는 정신신체의학/자문정신의학, 완화의료, 심리학, 간호

학을 전공한 다학제 전문가들로 구성하였다.

섬망 관리지침 개발 전문가위원회

위원장	소속	전공
함봉진	서울의대	정신건강의학
개발위원(가나다 순)		
김원형	인하의대	정신건강의학
문정윤	참조은병원	정신건강의학
손경락	동국의대	정신건강의학
심은정	부산대학교	심리학
염찬우	을지의대	정신건강의학
오규한	마인드랩 공간 정신건강의학과(세종)	정신건강의학
이광민	마인드랩 공간 정신건강의학과	정신건강의학
장선주	중앙대학교	간호학
정상협	베스트병원	정신건강의학

2) 전문가위원회 의견(expert panel opinion)

(1) 전문가위원회 의견이 필요한 사항의 선정기준

· 섬망의 진료를 위해 필요하나, 아직 문헌을 통해 보고되지 않았거나 공개되지 않은 사항

· 문헌들의 권고나 의견이 일치하지 않는 경우
· 국내에 사회적 합의를 통한 윤리지침이 아직 확정되지 않은 경우

(2) 전문가위원회 의견의 결정

· 선정된 사항들에 대한 전문가위원회의 검토
· 전문가위원의 논의를 통한 합의

2. 범위와 핵심질문 선정

1) 권고안의 적용범위(PIPOH)

· **P**opulation: 섬망 환자
· **I**ntervention: 섬망의 관리
· **P**rofessional: 의사, 간호사
· **O**utcomes: 섬망의 예방 및 관리
· **H**ealthcare setting: 의료기관

2) 핵심질문(PICO)

· 전문가위원회의 의견을 수렴하여 핵심질문 선정
· Patient/Problem, Intervention, Comparison, Outcome을 이용해 구체

적인 질문을 작성

· 핵심질문

핵심질문	내용
핵심질문 1	섬망의 정의는 무엇인가?
핵심질문 2	섬망의 임상양상은 어떻게 되는가?
핵심질문 3	섬망의 발생률과 유병률은 얼마나 되는가?
핵심질문 4	섬망의 영향 및 예후는 어떻게 되는가?
핵심질문 5	섬망 진단기준은 무엇인가?
핵심질문 6	섬망의 아형은 어떻게 분류되는가?
핵심질문 7	섬망의 선별 및 진단도구는 무엇인가?
핵심질문 8	섬망의 감별진단은 무엇인가?
핵심질문 9	섬망의 원인 및 위험요인은 무엇인가?
핵심질문 10	섬망의 예방과 치료의 일반적 원칙은 무엇인가?
핵심질문 11	섬망의 주요 치료 약물은 무엇인가?
핵심질문 12	섬망의 약물치료의 일반적 원칙은 무엇인가?
핵심질문 13	섬망의 주요 치료 약물의 치료적 용량은 어떻게 되는가?
핵심질문 14	섬망의 주요 치료 약물 사용 시 주의점은 무엇인가?
핵심질문 15	암환자의 섬망 관리는 어떻게 하는가?
핵심질문 16	중환자의 섬망 관리는 어떻게 하는가?
핵심질문 17	요양원 환자의 섬망 관리는 어떻게 하는가?
핵심질문 18	말기, 임종기 섬망의 정의는 무엇인가?
핵심질문 19	말기, 임종기 섬망의 관리는 어떻게 하는가?
핵심질문 20	섬망 환자의 보호자에게 전달할 정보는 무엇인가?

3. 기존 진료지침의 검토

1) 검토기준

한국보건의료연구원 임상진료지침 지원국에서 발행한 「임상진료지침 수용개작 매뉴얼 Ver 2.0」의 권고사항을 기준으로 검토한다.

2) 진료지침의 일차 선택 기준과 제외 기준

「임상진료지침 수용개작 매뉴얼 Ver 2.0」 권고사항에 따라 선택 기준과 배제 기준 설정

선택 기준	내용
1	섬망 관리가 포함된 지침을 선택
2	근거 중심 진료지침만 선택
3	국가 단위 또는 국제적 단위 진료지침만 선택
4	중요한 체계적 문헌고찰이 출간된 이후에 개발된 것만 선택
5	동료검토가 이루어진 진료지침만 선택
6	영어로 작성된 진료지침만 선택

배제 기준	내용
1	대표성 없는 단일저자 진료지침 배제
2	참고문헌 없이 출판된 진료지침 배제

3) 진료지침 검색

「임상진료지침 수용개작 매뉴얼 Ver 2.0」에서 권고하는 검색자료원(〈표 9〉 참고)으로 검색한다.

(1) 기존의 섬망 진료지침 검토

개발 연구원이 NGC, ICSI, NICE, SIGN, CCO, NCI, NCCN, ESMO, CCSMH, KoMGI를 각각 Delirium guideline으로 검색하였을 때 112건의 문헌이 검색되었고, 112건 중 개발 연구원 2인이 제목 및 지침의 요약본을 참고하여 선택 기준 및 배제기준에 따라 국내 섬망 진료 상황에서 적용할 수 있는 섬망 관리지침 7건(〈표 10〉 참고)을 선별하였다. 이중 KoMGI와 관련하여 국내에서 개발된 섬망 관련 지침은 없었다.

(2) Pubmed로 진료지침 외 섬망 관련 문헌을 검색

Pubmed에서 delirium, management, cancer, palliative care, ICU, nursing home, end of life delirium, terminal delirium, palliative sedation 등으로 검색된 문헌 중 전문가위원회의를 통하여 임상적인 효용성과 타당성이 있다고 판단된 193개의 문헌을 선별하여 지침의 내용에 포함시켰다.

〈표 9〉 검색자료원

검색자료원	URL
국외	
National Guidelines Clearinghouse(NGC)	http://www.guideline.gov/
Guidelines International Network(G-I-N)	http://www.g-i-n.net/
Ontario Guidelines Advisory Committee(GAC) Recommended Clinical Practice Guidelines	http://www.gacguidelines.ca
Institute for Clinical Systems Improvement(ICSI)	http://www.icsi.org
The National Institute for Health and Clinical Excellence(NICE)	http://www.nice.org.uk
New Zealand Guidelines Group	http://www.nzgg.org.nz
Scottish Intercollegiate Guidelines Network(SIGN)	http://www.sign.ac.uk
Haute Autoritée de Santée(HAS)	http://www.has-sante.fr
Finnish Medical Society Duodecim	http://www.kaypahoito.fi
American Society of Clinical Oncology	http://www.asco.org
Cancer Care Ontario Practice Guideline Initiative	http://cancercare.on.ca
National Cancer Institute	http://www.cancer.gov
National Comprehensive Cancer Network	http://www.nccn.org
Canadian Coalition for Seniors Mental Health	https://ccsmh.ca/
Pubmed	https://www.ncbi.nlm.nih.gov/pubmed

〈표 10〉 주요 참고 지침

제목	발행기관	발행연도	국가
Delirium: prevention, diagnosis and management	NICE	2010	UK
Risk reduction and management of deliriun	NHS, Scotland	2019	Scotland
Cancer Care Ontario's Symptom Managemnt Guide-to-Practice:Delirium	Cancer Care Ontario	2010	Ontario
Delirium (PDQ®)-Health Professional Version	National Cancer Institue	2016	USA
Palliative care	National Comprehensive Cancer Network	2016	USA
Delirium in adult cancer patients: ESMO Clinical Practice Guidelines	European society for medical oncology	2018	Europe
The Assessment and Treatment of Delirium (2014 Update)	Canadian Coalition for Seniors' Mental Health	2014	Canada
Guideline for palliative sedation	Royal Dutch Medical Association Committee on National Guideline for Palliative Sedation,	2009	Netherland
Framework for Continuous Palliative Sedation Therapy in Canada	Canadian Society of Palliative Care Physicians Taskforce	2012	Canada
ESMO Clinical Practice Guidelines for the management of refractory symptoms at the end of life and the use of palliative sedation	ESMO Guidelines Working Group	2014	Europe
Development of a Clinical Guideline for Palliative Sedation Therapy Using the Delphi Method	Sedation Guideline Task Force in Japan	2005	Japan
Guidelines for palliative sedation at the end of life	The Norwegian Medical Association	2014	Norway
Clinical Practice Guideline for Palliative Care	Clinical Practice Guidelines in the Spanish NHS Ministry OF Health and Consumer Affairs	2008	Spain
European Association for Palliative Care (EAPC) recommended framework for the use of sedation in palliative care	European Association for Palliative Care	2009	Europe

XI

부록

1. 섬망의 치료에 사용하는 약물의 세부사항

섬망 약물치료에 사용되는 약물들의 약물학적, 임상적 특성과 사용 시 주의사항들을 정리하였다.

1) Haloperidol

1세대 항정신병약물(전형항정신병약물)로 dopamine D2 수용체길항제이다. Haloperidol은 섬망 치료를 위한 사용의 근거가 가장 높으며, 경구제 및 주사제 모두 사용 가능하다. 또한, 활력징후 및 심폐기능에 미치는 영향이 작으며, 항콜린 효과가 약하고 타약물과의 상호작용도 크지 않다. 전형항정신병약물로 추체외로 부작용[EPS] 발생의 위험이 있으나, 섬망 치료 시 주로 사용하는 3.5mg/day 이하의 용량에서는 추체외로 부작용 발생 빈도가 2세대 항정신병약물에 비하여 크지 않다. 현재 섬망 치료에 도움이 되는 것으로 알려진 약물 중 가장 진정효과가 작은 약물이며, 과활동형 및 저활동형 섬망에 모두 사용 가능하다. 단, 파킨슨병이나 루이소체 치매가 있는 환자에게 사용할 경우 파킨슨 증상을 악화시킬 수 있어 주의를 요한다.

2) Olanzapine

Olanzapine은 2세대 항정신병약물(비전형항정신병약물)로 dopamine 수용체뿐 아니라 serotonin, histamine, α1 아드레날린 수용체 등 여러 수용체에 길항작용을 하여 추체외로 부작용의 발생위험이 상대적으로 낮다. 진정효과가 있어 초조가 심한 과활동형 섬망 환자의 조절에 도움이 될 수 있다. 그러나, 저활동형 섬망 환자에게 진정효과가 있는 olanzapine을 투여하는 것은 섬망의 개선을 오히려 방해할 수 있어 권장되지 않는다. Olanzapine은 항구역효과가 있어 구역, 구토가 동반된 암환자의 섬망 조절에 도움이 될 수 있으며, 식욕을 촉진시켜 악액질(cachexia)이 있는 환자의 식욕개선에도 도움을 줄 수 있다. Olanzapine은 국내에 구강붕해정 형태의 약물이 출시되고 있어 행동문제나 인지저하 등으로 삼킴이 어렵거나 흡인 가능성이 큰 환자에게 사용할 수 있다. Olanzapine은 과진정, 어지러움, 입마름, 변비 등의 부작용이 있을 수 있으며, olanzapine의 항콜린효과로 인하여 고용량 투여 시 오히려 섬망이 악화되는 경우도 있을 수 있어 주의를 요한다. Olanzapine은 노인환자에게 투여 시 quetiapine이나 risperidone에 비하여 낙상 발생위험이 상대적으로는 낮은 것으로 보고되었으나, 비전형항정신병약물 자체가 노인의 낙상위험을 증가시킬 수 있는 것으로 알려져 있으므로 주의를 요한다.

3) Quetiapine

Quetiapine은 2세대 항정신병약물(비전형항정신병약물)로 저용량에서는 dopamine 수용체 길항작용 보다는 histamine, α1 아드레날린 수용체 차단 효과가 강하여 추체외로 부작용 발생 가능성이 작고, 섬망 치료에 사용하는 항정신병약물 중 가장 진정효과가 강하다. 항정신병약물 중 추체외로 부작용의 발생위험이 가장 낮으므로, 파킨슨병이나 루이소체 치매가 있는 환자의 경우 섬망 치료의 첫 번째 약물로 사용해 볼 수 있다. Quetiapine은 추체외로 증상의 발생위험은 낮지만, 졸림, 과진정, 기립성 저혈압 위험이 높아 낙상 발생위험이 있으므로 주의하여야 한다. 또한, quetiapine은 항콜린 효과가 약한 것으로 알려져 있으나, 다른 2세대 항정신병약물과 마찬가지로 변비와 요정체(urinary retention)를 악화시킬 수 있다.

4) Risperidone

Risperidone은 2세대 항정신병약물(비전형항정신병약물)로 저용량에서는 주로 serotonin 수용체 길항작용이 두드러지며, 고용량에서 dopamine D2 수용체 길항작용을 하여 상대적으로 추체외로 부작용 발생 가능성이 작다. Risperidone은 haloperidol, olanazapine과 유사한 정도의 섬망 증상 개선 효과가 있는 것으로 나타났다. Risperidone은 국내에 구강붕해정이 출시되고 있어 삼킴이 어렵거나 흡인 가능성이 큰 환자에게 투여할 수 있다. Risperidone은 다른 2세대 항정신병약물과 유사하게 과진정, 기립성 저혈압을 유발할 수 있으며, 고용량의 risperidone 사용은 낙상위험을 증가시키는 것으로 보고되어 주의를 요한다.

5) Aripiprazole

Aripiprazole은 3세대 항정신병약물(비전형항정신병약물)로, dopamine 부분 효현제(partial agonist)이다. Aripiprazole은 dopamine이 시냅스에 과잉되어 있을 경우 dopamine 수용체를 block하고, dopamine의 과잉이 없을 경우에 dopamine 수용체를 자극하여 D2 수용체를 안정화시키는 역할을 한다. Aripiprazole은 2세대 항정신병약물에 비하여 진정효과가 약하며 타약물과 상호작용이 크지 않고 간이나 콩팥에 이상이 있는 사람에게도 투여 가능하다. 섬망 증상의 조절에 있어 haloperidol과 차이가 없다는 연구결과가 있으며, 저활동형 섬망 환자에게 상대적으로 더 도움이 되는 것으로 생각된다. Aripiprazole은 QTc 간격연장을 거의 일으키지 않으며 오히려 QTc 간격을 축소시키는 것으로 메타분석에서 보고되어, 상대적으로 심장에 안전한(cardiac safe) 것으로 생각된다. 따라서, 저활동형 섬망 환자나 기저에 QTc 간격이 연장으로 torsades de pointes 위험이 높을 경우 aripiprazole 투여를 고려하여 볼 수 있다. 그러나, 섬망에 대한 aripiprazole의 치료 효과와 관련된 연구가 아직 많지 않아 사용의 근거가 높지는 않고, dopamine 부분 효현제인 aripiprazole의 특성으로 인하여 투여 용량에 따라 오히려 환자의 공격성이나 충동성, 과각성이 악화될 수 있어 주의해야 한다. 그러므로, QTc 간격연장으로

haloperidol이나 다른 2세대 항정신병약물을 투여하기 어려운 경우 혹은 저활동형 섬망에서 투여를 고려하여 볼 수 있다.

〈표 11〉 항정신병약물 별 수용체 길항작용

약물	수용체 친화력				
	Dopamine	Serotonin	Alpha-1	Histamine	Muscarnic
Haloperidol	+++	+	+	–	–
Olanzapine	++	+++	+	+++	++
Quetiapine	+	++	++	+++	+
Risperidone	+++	+++	++	++	–
Aripiprazole	+++	+++	+	+	–

+++: 높음, ++: 보통, +: 낮음, –: 경미함

수용체 길항작용에 따른 작용 및 부작용: Dopamine-항정신병 작용, 추제외로증상, Serotonin-항정신병 작용, Alpha 1-기립성 저혈압, Histamine-진정작용, Muscarinic-진정작용, 항콜린(입마름, 변비, 심부전, 섬망)

The Lancet Oncology. 2009;10(2):164-72., Current neuropharmacology. 2018;16(8):1210-23.을 참고하여 작성.

6) Valproate

Valproate는 과활동형 섬망과 혼재형 섬망의 증상 조절에 도움이 될 수 있다. Valproate는 신경전달물질(GABA, dopamine, glutamate, acetylcholine)의 작용을 조절하고, melatonin 수준을 증가시켜 섬망을 개선시키는 것으로 생각된다. 섬망 환자에게 valproate를 사용할 경우 일반적으로 양극성 장애 치료를 위하여 투여하는 수준의 약물 혈중 농도(50~125㎍/㎖)보다 낮은 농도에서도 치료적 효과를 발휘한다. Valproate는 알약과 시럽

형태로 출시되고 있어 경구 투약이 가능할 뿐 아니라 주사제로도 사용이 가능하여 경구 투여가 어려운 환자에게도 사용할 수 있다. Valproate는 간기능이 저하된 경우, 출혈 위험이 있는 경우, 혈소판 수치가 낮을 경우에는 사용하여서는 안 된다. 또한, 간독성으로 인해 간수치를 높이거나 암모니아 수준을 높일 수 있고 골수에 영향을 미쳐 혈소판 생성을 억제할 수 있다. 그러므로, valproate는 투여 전과 후에 간기능검사, 혈구 검사, 암모니아 수치를 확인해야 한다.

7) Lorazepam

벤조디아제핀 계열의 약물로 속효성(short-acting) GABAA 효현제이다. lorazepam은 알코올 금단성 섬망과 긴장증(catatonia)을 치료하는 경우 단독으로 투여할 수 있다. 그러나, lorazepam은 섬망 유발의 독립적인 위험인자로 보고되고 있어, 일반적인 섬망 환자의 초조 및 행동문제의 조절을 위해 사용할 때에는 항정신병약물에 병용하여 보조제로 사용하여야 한다. 과활동형 섬망 환자에게 haloperidol과 lorazepam을 병용 투여할 경우, 초조 및 행동증상의 유의미한 개선 효과가 있을 수 있다. 또한, 항경련 효과가 있어 간질지속상태의 치료에 사용할 수 있으며, 항암과 관련된 구역, 구토 증상의 보조제로도 투여할 수 있다. Lorazepam은 간에서 cytochrome P450 대사 없이 직접 가수분해(glucuronidation)되므로, 간이나 콩팥에 이상이 있는 경우에도 비교적 안전하게 사용할 수 있다. 국내에 주사제형이 출시되고 있어 주사제(IV, IM) 사용이 가능하다. Lorazepam은 주간졸림, 어지러움, 호흡억제, 저혈압 등의 부작용이 있을 수 있으며, 특히 다른 진정안정제나 마약성 진통제, 항전간제, 근이

완제, 진해거담제 등과 병용 투여할 경우 중추신경계 억제 효과가 강화되어 위에 언급한 부작용 발생의 위험이 증가할 수 있어 주의하여야 한다.

8) Clonazepam

항경련, 항불안 효과가 있는 벤조디아제핀 계열의 약물로 지속성(long-acting) GABAA 효현제이다. clonazepam은 일반적인 벤조디아제핀 계열의 약물과 달리 항근간대경련(antimyoclonic) 효과가 있어 항경련제로 사용하기도 하며, clonazepam을 급성기 조증 환자에게 단독투여 시 lithium과 유사한 정도의 증상 개선 효과가 있는 것으로 나타나 조울증 치료의 보조제로 사용되기도 한다. 그러나, clonazepam과 같이 항경련 효과가 있는 lorazepam은 급성기 조증 증상의 개선 효과는 없는 것으로 나타났다. 본 전문가위원회가 clonazepam을 섬망 치료의 2차 약물로 위치시킨 것은, clonazepam이 일반적인 벤조디아제핀 계열 약물과는 다르게 항경련제, 기분조절제로서의 효과를 동시에 가지고 있는 것에 근거하고 있다.* 또한, clonazepam은 하지불안장애의 치료제로 사용되기도 한다. 하지불안장애는 국내 노인환자를 대상으로 한 연구에서 8.3%의 유병률이 보고되었으며 철 결핍이나 말기 신질환(end-stage kidney disease)과 흔히 연관되어 발생하므로, 섬망이 있는 환자들에게 하지불안장애가 동반되어 있을 가능성이 크다. 실제로 하지불안장애가 섬망의 임상양상에도 영향을 주는 것으로 생각되어 하지불안장애를 치료하는 것이 도움이 될 수 있음을 보고한 국외 연구가 있다. 그러므로 하지불안장애가 동반된 섬망 환자에게 clonazepam을 항정신병약물과 같이 사용한다면 섬망 증상의 개선에 도움을 줄 수 있을 것으로 생각된다. 그러나, clonazepam은 lorazepam과 마찬가지로 섬망 치료 권고용량을 넘어갈 경우 섬망이 악화될 수 있어 주의를 요하며, 항정신병약물과 병용하여 투여한다. 또한, clonazepam은 벤조디아제핀 계열의 약물들과 동일하게 호흡억제가 있을 수 있고, 투여 용량이 증가될 경우 졸림(somnolence), 조화운동불능증(ataxia)이 발생할 수 있으며 낙상위험이 증가될 수 있어 주의하여야 한다. Clonazepam은 자기 전에 1차 약물에 병용하여 0.125~0.25mg으로 투약을 시작하여 0.5mg까지 증량하여 사용할 수 있다.*

9) Trazodone

Trazodone은 저용량에서 serotonin 5-HT2A 수용체, histamine H1수용체, α1 아드레날린 수용체 길항제로 작용하여 진정, 수면 효과가 있으며, 고용량에서는 serotonin 수송체(transporter) 길항작용을 하여 항우울제로서 역할을 한다. Trazodone은 과진정, 항콜린작용, 추체외로작용의 위험이 낮아 섬망 치료의 보조제로 사용할 수 있다. 일부 연구들에서 저용량의 trazodone이 섬망 증상의 개선 효과가 있음을 보고하였다. Trazodone의 치료적 효과는 수면-각성주기 이상, 기분 변동, 초조를 개선시키는 것에서 기인하는 것으로 생각되고 있다. Trazodone은 과진정과 어지러움을 유발할 수 있어 주의를 요한다.

10) Melatonin

Melatonin은 송과체(pineal gland)에서 분비되는 호르몬으로 일주기리듬(circadian rhythm)을 조절하는 기능을 한다. 멜라토닌은 야간에 분비되며 수면, 심부체온 저하와 연관되어 있어, 멜라토닌의 분비는 생물학적 야간(biological night)을 의미한다. 멜라토닌 제제는 생체시계(human circadian clock)의 주기를 당기거나 늦추는 역할을 할 수 있다. 이에 멜라토닌이 섬망 환자에게서 나타나는 일주기리듬 이상을 교정하여 섬망을 예방하거나 섬망을 개선하는 데 도움이 될 수 있다는 가설하에 섬망의 치료에 사용하려는 시도가 이루어지고 있다. Melatonin을 섬망의 예방과 치료를 위하여 사용한 연구들이 있으나, 아직 그 효과 여부가 불명확하다. Melatonin analogues(ramelteon)의 예방적 투여가 섬망 발생의 위험을 낮추는 결과를 보인 연구가 있다. 그러나 최근 시행된 Cochrane review에서는 melatonin이나 melatonin agonist가 placebo 약물과 비교하여 섬망 발생위험을 낮추는 효과가 없는 것으로 확인되었다. 멜라토닌 제제는 두통, 인후염, 허리통증, 관절통 등에 대한 부작용 보고가 있으나 100명 중 1명 이하에서 나타나는 것으로 보고되었다.

11) Methylphenidate

Methylphenidate는 시냅스 전 신경세포(presynaptic neuron)의 norepinephrine과 dopamine의 재흡수를 차단하여 정신자극제(CNS stimulant)로 작용한다. Methylphenidate는 특히 저활동형 섬망 상태에 있는 말기 환자의 인지기능과 정신운동속도를 개선하는 것으로 보고되었다. Methylphenidate는 각성효과로 인하여 완화치료에서 우울, 마약성 진통제와 연관된 진정, 암과 관련된 피로 증상의 개선을 위하여 사용되기도 한다. 정신자극제는 섬망 증세를 악화시킬 수 있으며 초조, 불면, 입마름, 떨림, 식욕저하, 두통, 심계항진, 구토 등의 부작용이 있을 수 있어 주의를 요한다.

12) Dexmedetomidine

Dexmedetomidine은 highly selective α2-adrenergic receptor agonist로 진정, 항불안, 경도의 진통효과가 있으며, 항콜린 작용과 호흡억제가 미약하다. Dexmedetomidine은 직접적으로는 중추신경계에 작용하여 교감신경계의 항진을 감소시키고, 간접적으로는 진정을 위하여 투여하는 섬망 고위험 약물의 사용을 줄여 섬망의 발생과 중증도를 낮추는 것으로 생각된다. 중환자실에서 기계호흡 중인 섬망 환자에게 진정을 위하여 dexmedetomidine을 사용한 연구들에 따르면, dexmedetomidine은 환자가 섬망 상태에 있는 시간을 줄어들게 하며, 치료진이 환자에게 기계호흡을 적용하는 시간을 감소시킨다. 또한, dexmedetomidine은 기계호흡 중인 환자에게 진정을 위하여 사용하는 다른 약물들에 비하여 섬망 발생률이 낮으며, 기계호흡을 적용하는 시간이 짧았다. 추가적으로 dexmedetomidine은 진정효과뿐 아니라 진통효과도 있어 섬망 발생 고위험 약물인 마약성 진통제와 벤조디아제핀의 사용을 줄어들게 한다. 그러나, 아직 dexmedetomidine 사용에 의한 섬망의 예방과 치료 효과에 대한 명확한 결론은 내려지지 않았으며, 연구 대상자도 중환자실 환자로 제한되어 있다. 또한, 저혈압과 서맥 발생의 위험이 있어 사용에 제한이 있을 수 있다.

2. Modified Richmond Agitation Sedation Scale(mRASS)

Modified Richmond Agitation Sedation Scale (mRASS)*		
Score	Term	Description
4	Combative	No attention, Overtly combative, violent, immediate danger to staff
3	Very agitated	Very agitated: Very distractible; repeated calling or touch required to get or keep eye contact or attention; cannot focus; pulls or removes tube(s) orcatheter(s); aggressive; fights environment not people
2	Agitated	Slightly agitated: Easily distractible; rapidly loses attention; resists care or uncooperative; frequent nonpurposeful movement
1	Restless	Restless: Slightly distractible; pays attention most of the time; anxious, but cooperative; movements nonaggressive or vigorous
0	Alert and calm	Alert and Calm: Pays attention; makes eye contact, aware of surroundings; responds immediately and appropriately to calling name and touch
-1	Drowsy	Wakes easily: Slightly drowsy; eye contact〉10s; not fully alert, but has sustained awakening; eye opening/eye contact to voice〉10s
-2	Light sedation	Wakes slowly: Very drowsy; pays attention some of the time; briefly awakens with eye contact to voice〈10s
-3	Moderate sedation	Difficult to wake: Repeated calling or touch required to get or keep eye contactor attention; needs repeated stimuli (touch or voice) for attention, movement, or eye opening to voice (but no eye contact)
-4	Deep sedation	Can't stay awake: Arousable but no attention; no response to voice, but movement or eye opening to physical stimulation
-5	Unarousable	Unarousable: No response to voice or physical stimulation

*adapted from Journal of hospital medicine 2012;7:450-453 and American journal of respiratory and critical care medicine 2002;166:1338-1344. Authorized for use by the author.

1) mRASS 평가 절차

(1) 환자를 관찰

· 안절부절못함, 초조에 대한 평가: 환자가 각성되어 있고, 평안한지를 확인한 후 안절부절못함이나 초조의 정도를 표의 기술에 따라 +1에서 +4로 평가

(2) 환자가 각성되어 있지 않으면, 환자의 이름을 부르고 환자에게 눈을 떠 보라고 요청하고, 질문자를 보라고 하며 "오늘 기분이 어떠세요?"라고 질문

· 환자가 눈을 뜨고 눈 마주침을 유지하면 -1점
· 환자가 눈을 뜨고 눈 마주침을 하지만 유지하지 못하면 -2점
· 환자가 부르는 소리에 움직임이 있으나 눈 마주침을 못하면 -3점

(3) 언어적 자극에 반응이 없으면 어깨를 흔들거나 흉골을 눌러 신체를 자극

· 환자가 신체적 자극에 움직임이 있으면 -4점
· 환자가 신체적 자극에 어떠한 움직임도 없으면 -5점

3. 4AT

1) ALERTNESS(의식)

현저하게 졸려하는(drowsy) 환자(환자평가 중 깨어나기 힘들거나 명백하게 졸려함) 또는 안절부절/과활동성인 환자를 포함함.
환자를 관찰한 뒤, 자고 있다면 어깨를 살짝 건드리거나 말을 걸어 봄.
환자에게 자신의 이름을 말하게 하고 앞으로 묻는 질문에 답하라고 설명함.

- 정상(평가하는 동안 완전히 명료함. 안절부절 못함)	0
- 깨어난 뒤 10초 이내로 약간 졸려 하나, 그 후 정상	0
- 명백하게 비정상	4

2) AMT4(지남력)

나이, 생일, 장소(건물 혹은 병원 이름), 현재년도.

- 실수 없음	0
- 실수 1개	1
- 실수 2개 이상/측정 불가	2

3) ATTENTION(주의력)

환자에게 “한 해의 달을 12월부터 거꾸로 얘기 해주세요”라고 질문.
대답을 돕기 위해 “12월 전 달이 몇 월이죠?”라고 질문 가능.
한 해의 달을 거꾸로 말하기.

- 7개 이상 정답	0
- 대답하였으나 6개 이하 정답/대답 거부	1
- 측정 불가[대답 불가한 상태(unwell), 졸려함, 집중 못 함	2

4) ACUTE CHANGE OR FLUCTUATING COURSE(급성 변화 또는 변동성)

의식, 인지, 다른 정신기능(예: 편집증, 환각)의 중요한 변화나 변동이 보임.
2주 이내 발생하였으며 최근 24시간 이내 위 증상이 보임.

- 없음	0
- 있음	4

4점 이상: 섬망 가능 +/- 인지장애	**4AT 총점:** ____________
1~3점: 인지장애 가능	
0점: 섬망, 인지장애 가능성 작음[그러나 4) 항목을 평가하지 않은 경우엔 섬망 가능성 존재]	

안내사항 (버전 1.2. 관련 정보 및 다운로드: www.the4AT.com)

4AT는 섬망과 인지장애의 신속한 초기평가를 위해 고안된 선별 도구이다. 4점 이상은 섬망임을 나타내나, 진단을 내리는 것은 아니다. 진단을 위해서는 환자 정신상태(mental status)에 대한 더욱 세부적인 평가가 필요로 될 수 있다. 1~3점은 인지장애를 나타내며, 더욱 세부적인 인지 평가와 과거력 평가가 요구된다. 0점은 섬망과 인지장애를 확실히 배제하지는 못한다. 임상 상황에 따라 더욱 세부적인 평가가 필요할 수 있다. 1~3번 항목은 환자 사정 시 관찰에 의해서만 판단된다. 4번 항목은 하나 이상의 다른 정보를 필요로 한다[예: 평가자가 환자에 대해 알고 있는 사실, 환자를 아는 다른 동료(간호사 등), 보호자, 환자기록 등]. 평가자는 평가 및 점수 해석 시 의사소통장애(청력장애, 실어증, 다른 언어 사용 등)에 대해 고려하여야 한다.

1. 의식: 일반적인 병원환경에서의 의식변화는 대개 섬망을 시사한다. 환자 사정 시 확연한 의식변화가 있다면 이 항목에 4점을 매긴다. 2. AMT4(Abbreviated Mental Test-4): 이 항목은 AMT10을 방금 전에 한 경우라면 해당 항목의 점수에서 추출될 수 있다. 3. 급성 변화 및 변동성: 변동성은 일부 치매에서 섬망이 없이도 발생하나, 확연한 변동성은 대개 섬망을 시사한다. 환각이나 편집증(paranoid)적 사고 유무를 알아내기 위해 "여기서 무슨 일이 일어나는지에 대해 걱정되나요?", "다른 사물이나 사람에 대해 두려움을 느끼나요?", "평소에는 없던 무언가가 보이거나 들렸나요?" 등의 질문을 사용할 수 있다.

4. 섬망 관리지침의 요약

섬망 발생 전

섬망의 예방(A, B, C)

1. 섬망의 취약요인과 촉발요인에 대한 정기적 평가 및 교정
2. 환자의 섬망 증상에 대한 정기적 평가를 통한 조기 감지
3. 섬망의 조기발견과 예방을 위한 환자의 가족 및 간병인 교육

섬망 발생 후

섬망의 기본중재(A, B, C)

1. 투여 중인 고위험 약물의 조절
2. 교정 가능한 내과적 요인을 탐색
3. 환자 및 보호자에게 정보전달 및 지지

약물 치료(D)

적응증: 초조, 과민성, 공격성, 환각, 망상, 불면 등

경구투여 가능(D, E)

haloperidol, olanzapine, quetiapine, risperidone

경구투여 불가능(D, E)

구강붕해정: olanzapine, risperidone

주사제: haloperidol ± lorazepam

기본중재	약물 조절
A. 위험요인 감소 · 지남력 제공 · 시청각 기능 보존 · 보행 격려 · 통증 조절 · 탈수 방지, 영양공급 · 저산소증 노출 방지 · 대소변 배출 유지 **B. 투여되고 있는 약물 조절** · 섬망 고위험 약물의 감량, 중단, 교체 · 불필요한 약물의 중단 · 오피오이드 회전(opioid rotation) **C. 신체, 지남력, 움직임, 환경 관련** · 교정 가능한 내 · 외과적 상태 조절 · 지남력 제공, 병실 환경 개선 · 강박의 제한적 적용, 움직임 격려 · 가족과 간병인의 교육 및 지지 · 섬망으로 인한 합병증 예방	**D. 일반적 원칙** · 주요 치료제: 항정신병약물 · 사용원칙: 1가지 약물을 이용해 효과가 있는 최소용량으로 조절, 반응이 부족할 경우 약물 교체 혹은 병용 투여 · 사용약물: haloperidol(DOC), olanzapine, quetiapine, risperidone · 주의사항: 저활동형 섬망은 진정효과가 강한 약물을 사용하지 않음, 벤조디아제핀은 보조약제로 소량 사용하며, 섬망을 악화시킬 수 있어 주의 **E. 일반적인 치료에 반응하지 않는 섬망의 조절** · 제한적으로 신체강박을 적용 · 기본중재에 대한 재검토 · 환자에 사용되고 있는 약물들에 대한 재검토 · 투여되고 있는 섬망 치료제의 재검토 · 환자의 신체질환에 대한 재검토 · haloperidol+lorazepam 병용 투여(IV, IM) · valproate 등 2~3차 약물의 사용 고려

참고문헌

1. Marcantonio ER. Delirium in hospitalized older adults. New England Journal of Medicine. 2017;377(15):1456-66.

2. Bruera E, Bush SH, Willey J, Paraskevopoulos T, Li Z, Palmer JL, et al. Impact of delirium and recall on the level of distress in patients with advanced cancer and their family caregivers. Cancer. 2009;115(9):2004-12.

3. Inouye SK, Westendorp RG, Saczynski JS. Delirium in elderly people. The Lancet. 2014;383(9920):911-22.

4. Breitbart W, Gibson C, Tremblay A. The delirium experience: delirium recall and delirium-related distress in hospitalized patients with cancer, their spouses/caregivers, and their nurses. Psychosomatics. 2002;43(3):183-94.

5. Gleason LJ, Schmitt EM, Kosar CM, Tabloski P, Saczynski JS, Robinson T, et al. Effect of delirium and other major complications on outcomes after elective surgery in older adults. JAMA surgery. 2015;150(12):1134-40.

6. Marcantonio ER. Postoperative delirium: a 76-year-old woman with delirium following surgery. Jama. 2012;308(1):73-81.

7. Shekelle PG, Woolf SH, Eccles M, Grimshaw J. Developing guidelines. Bmj. 1999;318(7183):593-6.

8. Caraceni A, Simonetti F. Palliating delirium in patients with cancer. The Lancet Oncology. 2009;10(2):164-72.

9. 대한신경정신의학회. 신경정신의학. 아이엠이즈 컴퍼니. 2017;3rd edition.

10. Meagher D, O'regan N, Ryan D, Connolly W, Boland E, O'caoimhe R, et al. Frequency of delirium and subsyndromal delirium in an adult acute hospital population. The British Journal of Psychiatry. 2014;205(6):478-85.

11. Marcantonio ER. Delirium. Annals of internal medicine. 2011;154(11):ITC6-1.

12. Kennedy M, Enander RA, Tadiri SP, Wolfe RE, Shapiro NI, Marcantonio

ER. Delirium risk prediction, healthcare use and mortality of elderly adults in the emergency department. Journal of the American Geriatrics Society. 2014;62(3):462-9.

13. Holmes EG, Jones SW, Laughon SL. A retrospective analysis of neurocognitive impairment in older patients with burn injuries. Psychosomatics. 2017;58(4):386-94.

14. Ely EW, Shintani A, Truman B, Speroff T, Gordon SM, Harrell Jr FE, et al. Delirium as a predictor of mortality in mechanically ventilated patients in the intensive care unit. Jama. 2004;291(14):1753-62.

15. Cole MG, Ciampi A, Belzile E, Zhong L. Persistent delirium in older hospital patients: a systematic review of frequency and prognosis. Age and ageing. 2009;38(1):19-26.

16. McCusker J, Cole M, Dendukuri N, Han L, Belzile É. The course of delirium in older medical inpatients. Journal of general internal medicine. 2003;18(9):696-704.

17. Inouye SK, Zhang Y, Jones RN, Kiely DK, Yang F, Marcantonio ER. Risk factors for delirium at discharge: development and validation of a predictive model. Archives of internal medicine. 2007;167(13):1406-13.

18. Maldonado JR. Acute brain failure: pathophysiology, diagnosis, management, and sequelae of delirium. Critical care clinics. 2017;33(3):461-519.

19. Leslie DL, Marcantonio ER, Zhang Y, Leo-Summers L, Inouye SK. One-year health care costs associated with delirium in the elderly population. Archives of internal medicine. 2008;168(1):27-32.

20. Marcantonio ER, Ngo LH, O'Connor M, Jones RN, Crane PK, Metzger ED, et al. 3D-CAM: derivation and validation of a 3-minute diagnostic interview for CAM-defined delirium: a cross-sectional diagnostic test study. Annals of internal medicine. 2014;161(8):554-61.

21. Excellence NIfC. Delirium: prevention, diagnosis and management. London: NICE. 2010.

22. Association AP. Diagnostic and statistical manual of mental disorders (DSM-5®): American Psychiatric Pub; 2013.

23. Moyer DD. Terminal delirium in geriatric patients with cancer at end of life. American Journal of Hospice and Palliative Medicine®. 2011;28(1):44-51.

24. Plonk Jr WM, Arnold RM. Terminal care: the last weeks of life. Journal of palliative medicine. 2005;8(5):1042-54.

25. Boettger S, Friedlander M, Breitbart W, Passik S. Aripiprazole and haloperidol in the treatment of delirium. Australian & New Zealand Journal of Psychiatry. 2011;45(6):477-82.

26. Stagno D, Gibson C, Breitbart W. The delirium subtypes: a review of prevalence, phenomenology, pathophysiology, and treatment response. Palliative & supportive care. 2004;2(2):171-9.

27. Meagher DJ, Moran M, Raju B, Gibbons D, Donnelly S, Saunders J, et al. Motor symptoms in 100 patients with delirium versus control subjects: comparison of subtyping methods. Psychosomatics. 2008;49(4):300-8.

28. Breitbart W, Tremblay A, Gibson C. An open trial of olanzapine for the treatment of delirium in hospitalized cancer patients. Psychosomatics. 2002;43(3):175-82.

29. Network NCC. Palliative care clinical practice guidelines. Clinical Practice Guidelines for Oncology. 2014.

30. Farrell KR, Ganzini L. Misdiagnosing delirium as depression in medically ill elderly patients. Archives of Internal Medicine. 1995;155(22):2459-64.

31. Spiller JA, Keen JC. Hypoactive delirium: assessing the extent of the problem for inpatient specialist palliative care. Palliative Medicine. 2006;20(1):17-23.

32. Breitbart W, Alici Y. Agitation and delirium at the end of life. Jama. 2008;300(24):2898-910.

33. Kiely DK, Jones RN, Bergmann MA, Marcantonio ER. Association between psychomotor activity delirium subtypes and mortality among newly admitted postacute facility patients. The Journals of Gerontology Series A: Biological Sciences and Medical Sciences. 2007;62(2):174-9.

34. O'Keeffe ST, Lavan JN. Clinical significance of delirium subtypes in older people. Age and ageing. 1999;28(2):115-9.

35. Hakim SM, Othman AI, Naoum DO. Early Treatment with Risperidone for Subsyndromal Delirium after On-pump Cardiac Surgery in the ElderlyA Randomized Trial. Anesthesiology: The Journal of the American Society of Anesthesiologists. 2012;116(5):987-97.

36. Leonard MM, Agar M, Spiller JA, Davis B, Mohamad MM, Meagher DJ, et al. Delirium diagnostic and classification challenges in palliative care: subsyndromal delirium, comorbid delirium-dementia, and psychomotor subtypes. Journal of pain and symptom management. 2014;48(2):199-214.

37. Marcantonio ER, Kiely DK, Simon SE, John Orav E, Jones RN, Murphy KM, et al. Outcomes of older people admitted to postacute facilities with delirium. J Am Geriatr Soc. 2005;53(6):963-9.

38. Skrobik Y, Ahern S, Leblanc M, Marquis F, Awissi DK, Kavanagh BP. Protocolized intensive care unit management of analgesia, sedation, and delirium improves analgesia and subsyndromal delirium rates. Anesthesia & Analgesia. 2010;111(2):451-63.

39. Oh ES, Fong TG, Hshieh TT, Inouye SK. Delirium in older persons: advances in diagnosis and treatment. Jama. 2017;318(12):1161-74.

40. Wei LA, Fearing MA, Sternberg EJ, Inouye SK. The Confusion Assessment Method: a systematic review of current usage. Journal of the American Geriatrics Society. 2008;56(5):823-30.

41. Chester JG, Beth Harrington M, Rudolph JL, Group VDW. Serial administration of a modified Richmond Agitation and Sedation Scale for delirium screening. Journal of hospital medicine. 2012;7(5):450-3.

42. Morandi A, Han JH, Meagher D, Vasilevskis E, Cerejeira J, Hasemann W, et al. Detecting delirium superimposed on dementia: evaluation of the diagnostic performance of the Richmond agitation and sedation scale. Journal of the American Medical Directors Association. 2016;17(9):828-33.

43. 김경남, 김철호, 김광일, 유현정, 박시영, 박연환. 한국어판 간호 섬망 선별 도구 개발 및 검증. Journal of Korean Academy of Nursing. 2012;42(3):414-23.

44. O'Sullivan R, Meagher D, Leonard M, Watne LO, Hall RJ, Maclullich AM, et al. A comparison of the revised Delirium Rating Scale (DRS-R98) and the Memorial Delirium Assessment Scale (MDAS) in a palliative care cohort with DSM-IV delirium. Palliative & supportive care. 2015;13(4):937-44.

45. Kang B, Kim YJ, Suh SW, Son KL, Ahn GS, Park HY. Delirium and its consequences in the specialized palliative care unit: Validation of the Korean version of Memorial Delirium Assessment Scale. Psycho-oncology. 2019;28(1):160-6.

46. Inouye SK, van Dyck CH, Alessi CA, Balkin S, Siegal AP, Horwitz RI. Clarifying confusion: the confusion assessment method: a new method for detection of delirium. Annals of internal medicine. 1990;113(12):941-8.

47. Tate JA, Happ MB. The confusion assessment method for the ICU (CAM-ICU). Australian Critical Care. 2018;24(2):126-32.

48. Heo EY, Lee B-J, Hahm B-J, Song EH, Lee H-A, Yoo C-G, et al. Translation and validation of the Korean confusion assessment method for the intensive care unit. BMC psychiatry. 2011;11(1):1-4.

49. Marcantonio ER. The 3D-CAM Training Manual For Clinical Use. 2014.

50. Han JH, Wilson A, Vasilevskis EE, Shintani A, Schnelle JF, Dittus RS, et al. Diagnosing delirium in older emergency department patients: validity and reliability of the delirium triage screen and the brief confusion assessment method. Annals of emergency medicine. 2013;62(5):457-65.

51. Fick DM, Agostini JV, Inouye SK. Delirium superimposed on dementia: a systematic review. Journal of the American Geriatrics Society. 2002;50(10):1723-32.

52. 이세진. 비경련성 간질중첩. J Neurocrit Care. 2009;2.

53. Epstein D, Diu E, Abeysekera T, Kam D, Chan Y. Review of non-convulsive status epilepticus and an illustrative case history manifesting as delirium. Australasian Journal on Ageing. 2009;28(3):110-5.

54. Taylor MA, Fink M. Catatonia in psychiatric classification: a home of its own. American Journal of Psychiatry. 2003;160(7):1233-41.

55. Lloyd JR, Silverman ER, Kugler JL, Cooper JJ. Electroconvulsive therapy for patients with catatonia: current perspectives. Neuropsychiatric Disease and Treatment. 2020;16:2191.

56. Rosebush PI, Mazurek MF. Catatonia and its treatment. Schizophrenia bulletin. 2010;36(2):239-42.

57. Bush SH, Lawlor PG, Ryan K, Centeno C, Lucchesi M, Kanji S, et al. Delirium in adult cancer patients: ESMO Clinical Practice Guidelines. Annals of Oncology. 2018;29(Supplement_4):iv143-iv65.

58. Inouye SK, Charpentier PA. Precipitating factors for delirium in hospitalized elderly persons: predictive model and interrelationship with baseline

vulnerability. Jama. 1996;275(11):852-7.

59. Thom RP, Levy-Carrick NC, Bui M, Silbersweig D. Delirium. American Journal of Psychiatry. 2019;176(10):785-93.

60. Elie M, Cole MG, Primeau FJ, Bellavance F. Delirium risk factors in elderly hospitalized patients. Journal of general internal medicine. 1998;13(3):204-12.

61. Stevens RD, Nyquist PA. Coma, delirium, and cognitive dysfunction in critical illness. Critical care clinics. 2006;22(4):787-804.

62. Kuswardhani RT, Sugi YS. Factors related to the severity of delirium in the elderly patients with infection. Gerontology and geriatric medicine. 2017;3:2333721417739188.

63. Lynch EP, Lazor MA, Gellis JE, Orav J, Goldman L, Marcantonio ER. The impact of postoperative pain on the development of postoperative delirium. Anesthesia & Analgesia. 1998;86(4):781-5.

64. Marcantonio ER, Goldman L, Orav EJ, Cook EF, Lee TH. The association of intraoperative factors with the development of postoperative delirium. The American journal of medicine. 1998;105(5):380-4.

65. Scotland HI. Risk reduction and management of delirium. A national clinical guideline. 2019.

66. Hshieh TT, Yue J, Oh E, Puelle M, Dowal S, Travison T, et al. Effectiveness of multicomponent nonpharmacological delirium interventions: a meta-analysis. JAMA internal medicine. 2015;175(4):512-20.

67. McDowell JA, Mion LC, Lydon TJ, Inouye SK. A nonpharmacologic sleep protocol for hospitalized older patients. Journal of the American Geriatrics Society. 1998;46(6):700-5.

68. Clegg A, Young JB. Which medications to avoid in people at risk of delirium: a systematic review. Age and ageing. 2010;40(1):23-9.

69. Clegg A, Siddiqi N, Heaven A, Young J, Holt R. Interventions for preventing delirium in older people in institutional long-term care. Cochrane database of systematic reviews. 2014(1).

70. Neufeld KJ, Yue J, Robinson TN, Inouye SK, Needham DM. Antipsychotic medication for prevention and treatment of delirium in hospitalized adults: a

systematic review and meta-analysis. Journal of the American Geriatrics Society. 2016;64(4):705-14.

71. Siddiqi N, Harrison JK, Clegg A, Teale EA, Young J, Taylor J, et al. Interventions for preventing delirium in hospitalised non-ICU patients. Cochrane Database of Systematic Reviews. 2016(3).

72. Martinez F, Tobar C, Hill N. Preventing delirium: should non-pharmacological, multicomponent interventions be used? A systematic review and meta-analysis of the literature. Age and ageing. 2014;44(2):196-204.

73. Inouye S, Robinson T, Blaum C, Boustani M, Busby-Whitehead J, Chalian A. American Geriatrics Society Expert Panel on Postoperative Delirium in Older Adults. Postoperative delirium in older adults: best practice statement from the American Geriatrics Society. J Am Coll Surg. 2015;220(2):136-48.

74. van Velthuijsen EL, Zwakhalen SMG, Mulder WJ, Verhey FRJ, Kempen G. Detection and management of hyperactive and hypoactive delirium in older patients during hospitalization: a retrospective cohort study evaluating daily practice. International journal of geriatric psychiatry. 2018;33(11):1521-9.

75. National Guidelines for Seniors' Mental Health, The Assessment and Treatment of Delirium. Canadian Coalition for Seniors' Mental Health, 2006 2006.

76. Marra A, Ely EW, Pandharipande PP, Patel MB. The ABCDEF bundle in critical care. Critical care clinics. 2017;33(2):225-43.

77. Breitbart W, Alici Y. Evidence-based treatment of delirium in patients with cancer. Journal of Clinical Oncology. 2012;30(11):1206.

78. Grassi L, Caraceni A, Mitchell AJ, Nanni MG, Berardi MA, Caruso R, et al. Management of delirium in palliative care: a review. Current psychiatry reports. 2015;17(3):13.

79. Bush SH, Leonard MM, Agar M, Spiller JA, Hosie A, Wright DK, et al. End-of-life delirium: issues regarding recognition, optimal management, and the role of sedation in the dying phase. Journal of pain and symptom management. 2014;48(2):215-30.

80. Markowitz JD, Narasimhan M. Delirium and antipsychotics: a systematic review of epidemiology and somatic treatment options. Psychiatry (Edgmont). 2008;5(10):29.

81. Burry L, Mehta S, Perreault MM, Luxenberg JS, Siddiqi N, Hutton B, et al. Antipsychotics for treatment of delirium in hospitalised non-ICU patients. Cochrane Database of Systematic Reviews. 2018(6).

82. Kishi T, Hirota T, Matsunaga S, Iwata N. Antipsychotic medications for the treatment of delirium: a systematic review and meta-analysis of randomised controlled trials. Journal of Neurology, Neurosurgery & Psychiatry. 2016;87(7):767-74.

83. Stiefel F, Fainsinger R, Bruera E. Acute confusional states in patients with advanced cancer. Journal of pain and symptom management. 1992;7(2):94-8.

84. Maeda I, Ogawa A, Yoshiuchi K, Akechi T, Morita T, Oyamada S, et al. Safety and effectiveness of antipsychotic medication for delirium in patients with advanced cancer: A large-scale multicenter prospective observational study in real-world palliative care settings. General Hospital Psychiatry. 2020;67:35-41.

85. Devlin JW, Roberts RJ, Fong JJ, Skrobik Y, Riker RR, Hill NS, et al. Efficacy and safety of quetiapine in critically ill patients with delirium: a prospective, multicenter, randomized, double-blind, placebo-controlled pilot study. Critical care medicine. 2010;38(2):419-27.

86. Lacasse H, Perreault MM, Williamson DR. Systematic review of antipsychotics for the treatment of hospital-associated delirium in medically or surgically ill patients. The Annals of pharmacotherapy. 2006;40(11):1966-73.

87. Breitbart W, Marotta R, Platt MM, Weisman H, Derevenco M, Grau C, et al. A double-blind trial of haloperidol, chlorpromazine, and lorazepam in the treatment of delirium in hospitalized AIDS patients. Focus. 2005;153(2):231-340.

88. Lonergan E, Britton AM, Luxenberg J. Antipsychotics for delirium. Cochrane database of systematic reviews. 2007(2).

89. Thom RP, Mock CK, Teslyar P. Delirium in hospitalized patients: risks and benefits of antipsychotics. Cleveland Clinic journal of medicine. 2017;84(8):616-22.

90. Van der Mast R, Huyse F, Rosier P. Guideline'delirium'. Nederlands tijdschrift voor geneeskunde. 2005;149(19):1027-32.

91. Maher AR, Maglione M, Bagley S, Suttorp M, Hu J-H, Ewing B, et al.

Efficacy and comparative effectiveness of atypical antipsychotic medications for off-label uses in adults: a systematic review and meta-analysis. Jama. 2011;306(12):1359-69.

92. Grover S, Kumar V, Chakrabarti S. Comparative efficacy study of haloperidol, olanzapine and risperidone in delirium. Journal of psychosomatic research. 2011;71(4):277-81.

93. Prommer E. Olanzapine: palliative medicine update. American Journal of Hospice and Palliative Medicine®. 2013;30(1):75-82.

94. Prommer E. Aripiprazole: a new option in delirium. American Journal of Hospice and Palliative Medicine®. 2017;34(2):180-5.

95. Lea JW, Stoner SC, LaFollette J. Agitation associated with aripiprazole initiation. Pharmacotherapy: The Journal of Human Pharmacology and Drug Therapy. 2007;27(9):1339-42.

96. Moroz G. High-potency benzodiazepines: recent clinical results. Journal of Clinical Psychiatry. 2004;65:13-8.

97. Nardi AE, Perna G. Clonazepam in the treatment of psychiatric disorders: an update. International clinical psychopharmacology. 2006;21(3):131-42.

98. Hui D, Frisbee-Hume S, Wilson A, Dibaj SS, Nguyen T, De La Cruz M, et al. Effect of Lorazepam With Haloperidol vs Haloperidol Alone on Agitated Delirium in Patients With Advanced Cancer Receiving Palliative Care: A Randomized Clinical Trial. Jama. 2017;318(11):1047-56.

99. Maeda I, Inoue S, Uemura K, Tanimukai H, Hatano Y, Yokomichi N, et al. Low-dose trazodone for delirium in patients with cancer who received specialist palliative care: a multicenter prospective study. Journal of Palliative Medicine. 2021;24(6):914-8.

100. Okamoto Y, Matsuoka Y, Sasaki T, Jitsuiki H, Horiguchi J, Yamawaki S. Trazodone in the treatment of delirium. Journal of clinical psychopharmacology. 1999;19(3):280-2.

101. Collaborative OCSM. Cancer Care Ontario's Symptom Management Guide-to-Practice: Delirium. 2010.

102. Gagnon B, Low G, Schreier G. Methylphenidate hydrochloride improves cognitive function in patients with advanced cancer and hypoactive delirium:

a prospective clinical study. Journal of Psychiatry and Neuroscience. 2005;30(2):100-7.

103. Keen J, Brown D. Psychostimulants and delirium in patients receiving palliative care. Palliative & supportive care. 2004;2(2):199-202.

104. Morita T, Otani H, Tsunoda J, Inoue S, Chihara S. Successful palliation of hypoactive delirium due to multi-organ failure by oral methylphenidate. Supportive care in cancer. 2000;8(2):134-7.

105. Morton WA, Stockton GG. Methylphenidate abuse and psychiatric side effects. Primary care companion to the Journal of clinical psychiatry. 2000;2(5):159.

106. Lonergan E, Luxenberg J. Benzodiazepines for delirium. The Cochrane database of systematic reviews. 2009(4):CD006379-CD.

107. Adam J. ABC of palliative care: the last 48 hours. Bmj. 1997;315(7122):1600-3.

108. Elsayem A, Bush SH, Munsell MF, Curry III E, Calderon BB, Paraskevopoulos T, et al. Subcutaneous olanzapine for hyperactive or mixed delirium in patients with advanced cancer: a preliminary study. Journal of pain and symptom management. 2010;40(5):774-82.

109. Elie M, Boss K, Cole M, McCusker J, Belzile E, Ciampi A. A retrospective, exploratory, secondary analysis of the association between antipsychotic use and mortality in elderly patients with delirium. International psychogeriatrics. 2009;21(3):588-92.

110. Agar MR, Lawlor PG, Quinn S, Draper B, Caplan GA, Rowett D, et al. Efficacy of oral risperidone, haloperidol, or placebo for symptoms of delirium among patients in palliative care: a randomized clinical trial. JAMA internal medicine. 2017;177(1):34-42.

111. Seitz DP, Gill SS, van Zyl LT. Antipsychotics in the treatment of delirium: a systematic review. The Journal of clinical psychiatry. 2007;68(1):1145.

112. Crouse EL, Alastanos JN, Bozymski KM, Toscano RA. Dysphagia with second-generation antipsychotics: A case report and review of the literature. The mental health clinician. 2017;7(2):56-64.

113. Zareba W, Lin DA. Antipsychotic drugs and QT interval prolongation. Psychiatric quarterly. 2003;74(3):291-306.

114. Food U, Administration D. Information for healthcare professionals: haloperidol (marketed as Haldol, Haldol Decanoate and Haldol Lactate). 2011.

115. Goldenberg I, Moss AJ, Zareba W. QT interval: how to measure it and what is "normal". Journal of cardiovascular electrophysiology. 2006;17(3):333-6.

116. Polcwiartek C, Sneider B, Graff C, Taylor D, Meyer J, Kanters JK, et al. The cardiac safety of aripiprazole treatment in patients at high risk for torsade: a systematic review with a meta-analytic approach. Psychopharmacology. 2015;232(18):3297-308.

117. Hategan A, Bourgeois JA. Aripiprazole-associated QTc prolongation in a geriatric patient. Journal of Clinical Psychopharmacology. 2014;34(6):766-8.

118. Lim MH, Park J-I, Park TW. A case with neutropenia related with the use of various atypical antipsychotics. Psychiatry investigation. 2013;10(4):428.

119. Sedky K, Lippmann S. Psychotropic medications and leukopenia. Current drug targets. 2006;7(9):1191-4.

120. Atasoy N, Erdogan A, Yalug I, Ozturk U, Konuk N, Atik L, et al. A review of liver function tests during treatment with atypical antipsychotic drugs: a chart review study. Progress in Neuro-Psychopharmacology and Biological Psychiatry. 2007;31(6):1255-60.

121. Oderda LH, Young JR, Asche CV, Pepper GA. Psychotropic-related hip fractures: meta-analysis of first-generation and second-generation antidepressant and antipsychotic drugs. Annals of Pharmacotherapy. 2012;46(7-8):917-28.

122. Fraser L-A, Liu K, Naylor KL, Hwang YJ, Dixon SN, Shariff SZ, et al. Falls and fractures with atypical antipsychotic medication use: a population-based cohort study. JAMA internal medicine. 2015;175(3):450-2.

123. Bozat-Emre S, Doupe M, Kozyrskyj AL, Grymonpre R, Mahmud SM. Atypical antipsychotic drug use and falls among nursing home residents in Winnipeg, Canada. International journal of geriatric psychiatry. 2015;30(8):842-50.

124. 4AT T. GUIDE TO THE 4AT: INTRODUCTION.

125. Gaudreau J-D, Gagnon P, Harel F, Roy M-A, Tremblay A. Psychoactive medications and risk of delirium in hospitalized cancer patients. Journal of Clinical Oncology. 2005;23(27):6712-8.

126. Ljubisavljevic V, Kelly B. Risk factors for development of delirium among

oncology patients. General Hospital Psychiatry. 2003;25(5):345-52.

127. Lawlor PG, Gagnon B, Mancini IL, Pereira JL, Hanson J, Suarez-Almazor ME, et al. Occurrence, causes, and outcome of delirium in patients with advanced cancer: a prospective study. Archives of Internal Medicine. 2000;160(6):786-94.

128. Matsuda Y, Tanimukai H, Inoue S, Inada S, Sugano K, Hasuo H, et al. JPOS/JASCC clinical guidelines for delirium in adult cancer patients: a summary of recommendation statements. Japanese journal of clinical oncology. 2020;50(5):586-93.

129. Morita T, Tei Y, Tsunoda J, Inoue S, Chihara S. Underlying pathologies and their associations with clinical features in terminal delirium of cancer patients. Journal of pain and symptom management. 2001;22(6):997-1006.

130. de la Cruz M, Fan J, Yennu S, Tanco K, Shin S, Wu J, et al. The frequency of missed delirium in patients referred to palliative care in a comprehensive cancer center. Supportive Care in Cancer. 2015;23(8):2427-33.

131. Leonard MM, Nekolaichuk C, Meagher DJ, Barnes C, Gaudreau J-D, Watanabe S, et al. Practical assessment of delirium in palliative care. Journal of pain and symptom management. 2014;48(2):176-90.

132. Rainsford S, Rosenberg JP, Bullen T. Delirium in advanced cancer: screening for the incidence on admission to an inpatient hospice unit. Journal of Palliative Medicine. 2014;17(9):1045-8.

133. Hosie A, Lobb E, Agar M, Davidson PM, Chye R, Phillips J. Nurse perceptions of the Nursing Delirium Screening Scale in two palliative care inpatient units: a focus group study. Journal of clinical nursing. 2015;24(21-22):3276-85.

134. Zimmerman KM, Salow M, Skarf LM, Kostas T, Paquin A, Simone MJ, et al. Increasing anticholinergic burden and delirium in palliative care inpatients. Palliative medicine. 2014;28(4):335-41.

135. Spasovski G, Vanholder R, Allolio B, Annane D, Ball S, Bichet D, et al. Clinical practice guideline on diagnosis and treatment of hyponatraemia. Nephrology Dialysis Transplantation. 2014;29(suppl_2):i1-i39.

136. Brunnuber K, Nash S, D Meier E, D Weissman E, Woodcock J. Putting evidence into practice: Palliative care. 2008.

137. Kishi Y, Kato M, Okuyama T, Thurber S. Treatment of delirium with risperidone in cancer patients. Psychiatry and clinical neurosciences. 2012;66(5):411-7.

138. Thomason JW, Shintani A, Peterson JF, Pun BT, Jackson JC, Ely E. Intensive care unit delirium is an independent predictor of longer hospital stay: a prospective analysis of 261 non-ventilated patients. Critical care. 2005;9(4):1-7.

139. Heymann A, Radtke F, Schiemann Ae, Lütz A, MacGuill M, Wernecke K, et al. Delayed treatment of delirium increases mortality rate in intensive care unit patients. Journal of International Medical Research. 2010;38(5):1584-95.

140. Girard TD, Pandharipande PP, Ely E. Delirium in the intensive care unit. Critical care. 2008;12(3):1-9.

141. Reznik ME, Slooter AJ. Delirium management in the ICU. Current treatment options in neurology. 2019;21(11):1-18.

142. Zaal IJ, Spruyt CF, Peelen LM, van Eijk MM, Wientjes R, Schneider MM, et al. Intensive care unit environment may affect the course of delirium. Intensive care medicine. 2013;39(3):481-8.

143. Litton E, Carnegie V, Elliott R, Webb SA. The efficacy of earplugs as a sleep hygiene strategy for reducing delirium in the ICU: a systematic review and meta-analysis. Critical care medicine. 2016;44(5):992-9.

144. Barnes-Daly MA, Phillips G, Ely E. Improving hospital survival and reducing brain dysfunction at seven California community hospitals: implementing PAD guidelines via the ABCDEF bundle in 6,064 patients. Critical Care Medicine. 2017;45(2):171-8.

145. Shehabi Y, Chan L, Kadiman S, Alias A, Ismail WN, Tan MATI, et al. Sedation depth and long-term mortality in mechanically ventilated critically ill adults: a prospective longitudinal multicentre cohort study. Intensive care medicine. 2013;39(5):910-8.

146. Girard TD, Pandharipande PP, Carson SS, Schmidt GA, Wright PE, Canonico AE, et al. Feasibility, efficacy, and safety of antipsychotics for intensive care unit delirium: the MIND randomized, placebo-controlled trial. Critical care medicine. 2010;38(2):428.

147. Reade MC, Eastwood GM, Bellomo R, Bailey M, Bersten A, Cheung B,

et al. Effect of dexmedetomidine added to standard care on ventilator-free time in patients with agitated delirium: a randomized clinical trial. Jama. 2016;315(14):1460-8.

148. Pandharipande PP, Pun BT, Herr DL, Maze M, Girard TD, Miller RR, et al. Effect of sedation with dexmedetomidine vs lorazepam on acute brain dysfunction in mechanically ventilated patients: the MENDS randomized controlled trial. Jama. 2007;298(22):2644-53.

149. Riker RR, Shehabi Y, Bokesch PM, Ceraso D, Wisemandle W, Koura F, et al. Dexmedetomidine vs midazolam for sedation of critically ill patients: a randomized trial. Jama. 2009;301(5):489-99.

150. Pereira JV, Sanjanwala RM, Mohammed MK, Le M-L, Arora RC. Dexmedetomidine versus propofol sedation in reducing delirium among older adults in the ICU: a systematic review and meta-analysis. European Journal of Anaesthesiology| EJA. 2020;37(2):121-31.

151. Barr J, Fraser GL, Puntillo K, Ely EW, Gélinas C, Dasta JF, et al. Clinical practice guidelines for the management of pain, agitation, and delirium in adult patients in the intensive care unit. Critical care medicine. 2013;41(1):263-306.

152. Mo Y, Zimmermann AE. Role of dexmedetomidine for the prevention and treatment of delirium in intensive care unit patients. Annals of Pharmacotherapy. 2013;47(6):869-76.

153. Huang D-D, Fischer PE. Management of Delirium in the Intensive Care Unit. Surgical Clinics. 2022;102(1):139-48.

154. Zaal IJ, Devlin JW, Hazelbag M, Klein Klouwenberg P, van der Kooi AW, Ong DS, et al. Benzodiazepine-associated delirium in critically ill adults. Intensive care medicine. 2015;41(12):2130-7.

155. Pandharipande P, Shintani A, Peterson J, Pun BT, Wilkinson GR, Dittus RS, et al. Lorazepam is an independent risk factor for transitioning to delirium in intensive care unit patients. The Journal of the American Society of Anesthesiologists. 2006;104(1):21-6.

156. Pandharipande P, Cotton BA, Shintani A, Thompson J, Pun BT, Morris Jr JA, et al. Prevalence and risk factors for development of delirium in surgical and trauma ICU patients. The Journal of trauma. 2008;65(1):34.

157. Boockvar K, Signor D, Ramaswamy R, Hung W. Delirium during acute illness in nursing home residents. Journal of the American Medical Directors Association. 2013;14(9):656-60.

158. Eeles E, Rockwood K. Delirium in the long-term care setting: Clinical and research challenges. Journal of the American Medical Directors Association. 2008;9(3):157-61.

159. Flaherty JH, Morley JE. Delirium in the nursing home. Journal of the American Medical Directors Association. 2013;14(9):632-4.

160. Dosa D, Intrator O, McNicoll L, Cang Y, Teno J. Preliminary derivation of a nursing home confusion assessment method based on data from the minimum data set. Journal of the American Geriatrics Society. 2007;55(7):1099-105.

161. Voyer P, Richard S, McCusker J, Cole MG, Monette J, Champoux N, et al. Detection of delirium and its symptoms by nurses working in a long term care facility. Journal of the American Medical Directors Association. 2012;13(3):264-71.

162. Gaudreau J-D, Gagnon P, Harel F, Tremblay A, Roy M-A. Fast, systematic, and continuous delirium assessment in hospitalized patients: the nursing delirium screening scale. Journal of pain and symptom management. 2005;29(4):368-75.

163. Flaherty JH, Shay K, Weir C, Kamholz B, Boockvar KS, Shaughnessy M, et al. The development of a mental status vital sign for use across the spectrum of care. Journal of the American Medical Directors Association. 2009;10(6):379-80.

164. Voyer P, Richard S, Doucet L, Cyr N, Carmichael P-H. Precipitating factors associated with delirium among long-term care residents with dementia. Applied Nursing Research. 2011;24(3):171-8.

165. Boorsma M, Joling KJ, Frijters DH, Ribbe ME, Nijpels G, van Hout HP. The prevalence, incidence and risk factors for delirium in Dutch nursing homes and residential care homes. International journal of geriatric psychiatry. 2012;27(7):709-15.

166. Morley JE. Pain — "God's megaphone". Journal of the American Medical Directors Association. 2012;13(4):316-8.

167. Voyer P, Richard S, Doucet L, Carmichael P-H. Predisposing factors associated

with delirium among demented long-term care residents. Clinical Nursing Research. 2009;18(2):153-71.

168. Ebersbach G, Ip CW, Klebe S, Koschel J, Lorenzl S, Schrader C, et al. Management of delirium in Parkinson's disease. Journal of Neural Transmission. 2019;126(7):905-12.

169. Morley JE. Undernutrition: a major problem in nursing homes. Journal of the American Medical Directors Association. 2011;12(4):243-6.

170. Boockvar KS, Teresi JA, Inouye SK. Preliminary data: an adapted hospital elder life program to prevent delirium and reduce complications of acute illness in long-term care delivered by certified nursing assistants. Journal of the American Geriatrics Society. 2016;64(5):1108-13.

171. Chen CC-H, Li H-C, Liang J-T, Lai I-R, Purnomo JDT, Yang Y-T, et al. Effect of a modified hospital elder life program on delirium and length of hospital stay in patients undergoing abdominal surgery: a cluster randomized clinical trial. JAMA surgery. 2017;152(9):827-34.

172. Maltoni M, Scarpi E, Rosati M, Derni S, Fabbri L, Martini F, et al. Palliative sedation in end-of-life care and survival: a systematic review. Journal of Clinical Oncology. 2012;30(12):1378-83.

173. Kintzel PE, Chase SL, Thomas W, Vancamp DM, Clements EA. Anticholinergic medications for managing noisy respirations in adult hospice patients. American Journal of Health-System Pharmacy. 2009;66(5):458-64.

174. Brajtman S, Wright D, Hogan DB, Allard P, Bruto V, Burne D, et al. Developing guidelines on the assessment and treatment of delirium in older adults at the end of life. Canadian Geriatrics Journal: CGJ. 2011;14(2):40.

175. Agar MR. Delirium at the end of life. Age and ageing. 2020;49(3):337-40.

176. Centeno C, Sanz Á, Bruera E. Delirium in advanced cancer patients. Palliative Medicine. 2004;18(3):184-94.

177. Agar MR, Quinn SJ, Crawford GB, Ritchie CS, Phillips JL, Collier A, et al. Predictors of mortality for delirium in palliative care. Journal of Palliative Medicine. 2016;19(11):1205-9.

178. Cherny NI, Radbruch L, Care BotEAfP. European Association for Palliative Care (EAPC) recommended framework for the use of sedation in palliative care.

Palliative medicine. 2009;23(7):581-93.

179. Beller EM, van Driel ML, McGregor L, Truong S, Mitchell G. Palliative pharmacological sedation for terminally ill adults. The Cochrane database of systematic reviews. 2015;1:Cd010206.

180. Ten Have H, Welie JV. Palliative sedation versus euthanasia: an ethical assessment. Journal of pain and symptom management. 2014;47(1):123-36.

181. Kim YS, Song H-N, Ahn JS, Koh S-J, Ji JH, Hwang IG, et al. Sedation for terminally ill cancer patients: A multicenter retrospective cohort study in South Korea. Medicine. 2019;98(5):e14278.

182. Yoon H-J, Park K-M, Choi W-J, Choi S-H, Park J-Y, Kim J-J, et al. Efficacy and safety of haloperidol versus atypical antipsychotic medications in the treatment of delirium. BMC psychiatry. 2013;13(1):1-11.

183. Lim CJ, Trevino C, Tampi RR. Can olanzapine cause delirium in the elderly? Annals of Pharmacotherapy. 2006;40(1):135-8.

184. Bhana N, Spencer CM. Risperidone. Drugs & aging. 2000;16(6):451-71.

185. Siafis S, Tzachanis D, Samara M, Papazisis G. Antipsychotic drugs: from receptor-binding profiles to metabolic side effects. Current neuropharmacology. 2018;16(8):1210-23.

186. Gagnon DJ, Fontaine GV, Smith KE, Riker RR, Miller III RR, Lerwick PA, et al. Valproate for agitation in critically ill patients: a retrospective study. Journal of critical care. 2017;37:119-25.

187. Sher Y, Cramer ACM, Ament A, Lolak S, Maldonado JR. Valproic acid for treatment of hyperactive or mixed delirium: rationale and literature review. Psychosomatics. 2015;56(6):615-25.

188. Ghiasi N, Bhansali RK, Marwaha R. Lorazepam. StatPearls [Internet]: StatPearls Publishing; 2021.

189. Kim KW, YOON IY, Chung S, SHIN YK, Lee SB, Choi EA, et al. Prevalence, comorbidities and risk factors of restless legs syndrome in the Korean elderly population–results from the Korean Longitudinal Study on Health and Aging. Journal of sleep research. 2010;19(1-Part-I):87-92.

190. Allen RP. Controversies and challenges in defining the etiology and pathophysiology of restless legs syndrome. The American journal of medicine.

2007;120(1):S13-S21.

191. O'Keeffe ST. Delusions of infestation during delirium in a patient with restless legs syndrome. Journal of geriatric psychiatry and neurology. 1995;8(2):120-2.

192. Stahl SM. Mechanism of action of trazodone: a multifunctional drug. CNS spectrums. 2009;14(10):536-46.

193. Arendt J, Skene DJ. Melatonin as a chronobiotic. Sleep medicine reviews. 2005;9(1):25-39.

194. Al-Aama T, Brymer C, Gutmanis I, Woolmore-Goodwin SM, Esbaugh J, Dasgupta M. Melatonin decreases delirium in elderly patients: a randomized, placebo-controlled trial. International journal of geriatric psychiatry. 2011;26(7):687-94.

195. Ángeles-Castellanos M, Ramírez-Gonzalez F, Ubaldo-Reyes L, Rodriguez-Mayoral O, Escobar C. Loss of melatonin daily rhythmicity is asociated with delirium development in hospitalized older adults. Sleep Science. 2016;9(4):285-8.

196. Hatta K, Kishi Y, Wada K, Takeuchi T, Odawara T, Usui C, et al. Preventive effects of ramelteon on delirium: a randomized placebo-controlled trial. JAMA psychiatry. 2014;71(4):397-403.

197. Circadin [package insert] Dublin, Ireland: Flynn Pharma https://wwwmedicinesorguk/emc/medicine/25643 and https://wwwmedicinesorguk/emc/PIL27475latestpdf Accessed 16 Dec 2016.

198. Elie D, Gagnon P, Gagnon B, Giguere A. Using psychostimulants in end-of-life patients with hypoactive delirium and cognitive disorders: a literature review. Canadian Journal of psychiatry Revue Canadienne de Psychiatrie. 2010;55(6):386-93.

199. Prommer E. Methylphenidate: established and expanding roles in symptom management. American Journal of Hospice and Palliative Medicine®. 2012;29(6):483-90.

200. Sessler CN, Gosnell MS, Grap MJ, Brophy GM, O'neal PV, Keane KA, et al. The Richmond Agitation-Sedation Scale: validity and reliability in adult intensive care unit patients. American journal of respiratory and critical care medicine. 2002;166(10):1338-44.

저자 소개

염찬우

을지대학교 의과대학 졸업

노원을지대학교병원 정신건강의학과 전공의 수료

전) 서울대학교병원 정신건강의학과 정신신체의학/자문정신의학 임상강사

전) 국립재활원 정신건강의학과장

현) 의정부을지대학교병원 정신건강의학과 조교수

현) 한국융연구원 상임연구원

한국정신신체의학회 정회원

한국분석심리학회 연구회원

함봉진

서울대학교 의과대학 졸업

전) 서울대학교암병원 암통합케어센터장

전) 한국정신종양학회장

전) Stanford University 방문교수

현) 서울대학교 의과대학 정신과학교실 교수

현) 서울대학교병원 정신건강의학과 정신신체의학/자문정신의학 담당교수

섬망 관리지침

초판 1쇄 인쇄 2023년 4월 26일
초판 1쇄 발행 2023년 5월 3일

지은이 | 염찬우, 함봉진
펴낸이 | 소정영

펴낸곳 | 도서출판 하나의학사
출판신고 | 1988년 4월 1일 제2022-000082호

주소 | 서울특별시 송파구 동남로 159, 302호(한흥빌딩)
전화 | 02-730-2555, 2556 **팩스** | 02-730-2557
이메일 | hanampc1@naver.com
홈페이지 | www.hanampc.co.kr

ISBN 979-11-91658-28-6 93510